PLAN

DES

MENSCHLICHEN GEHIRNS.

PLAN

DES

MENSCHLICHEN GEHIRNS.

AUF GRUND EIGENER UNTERSUCHUNGEN

ENTWORFEN

VON

DR. PAUL FLECHSIG,

PROFESSOR DER PSYCHIATRIE UND DIRECTOR DER IRRENKLINIK
AN DER UNIVERSITÄT LEIPZIG.

MIT ERLÄUTERNDEM TEXTE.

LEIPZIG,
VERLAG VON VEIT & COMP.
1883.

Druck von Metzger & Wittig in Leipzig.

Vorrede.

Zur Herausgabe dieser Blätter hat mich ursprünglich nur das Bestreben veranlasst, den beifolgenden „Plan des menschlichen Gehirns“ der allgemeinen Benutzung zugänglich zu machen: der letztere aber ist das Resultat mannigfacher Versuche, die innere Gliederung des nervösen Centralorgans, insbesondere die gegenseitigen Beziehungen der verschiedenen grauen und weissen Massen leicht verständlich und doch annähernd naturgetreu wiederzugeben. Ob dieses Ziel hier vollkommener als auf den bisher eingeschlagenen Wegen erreicht worden ist, muss ich dem Urtheil Anderer überlassen. Hervorheben möchte ich indess, dass zahlreiche (im „Text“ zum Theil angedeutete) Mängel, welche der vorliegende Plan zweifellos erkennen lässt, rein äusseren Gründen ihre Entstehung verdanken und sich demgemäss schliesslich beseitigen lassen werden — wie überhaupt die hier in Anwendung gebrachte kartographische[1] Darstellungsmethode weiterer Vervollkommnung bedarf und fähig erscheint.

In erster Linie dazu bestimmt, die Beziehungen der Grosshirnlappen insbesondere der Rinde zu den tieferen Abschnitten des Medullarrohres bez. zu peripheren Nerven in den Hauptgrundzügen vor die Augen zu führen, macht der „Plan“ keineswegs Anspruch auf erschöpfende Vollständigkeit. Um die Uebersichtlichkeit des Ganzen nicht in Frage zu stellen, sind

[1] Einen ersten Versuch nach dieser Richtung habe ich bereits 1877 (Archiv der Heilkunde, Bd. XVIII, Taf. VI) veröffentlicht.

fast alle peripheren Nerven[1] mit ihren ersten centralen Wegen, alle Commissuren und Kreuzungen unberücksichtigt geblieben, eine Anzahl anderer Faserzüge und grauer Massen aber deshalb, weil die thatsächlichen Grundlagen nicht hinreichen, um die Verlaufs- bez. Verknüpfungsweise derselben auch nur annähernd festzustellen.

Allen Versuchen, ein schematisches Gesammtbild der Centralorgane zu entwerfen, in welchem, wie es hier geschieht, fast jeder besonderen grauen Masse, sowie den meisten Faserzügen eine bestimmte Stellung im Gesammtmechanismus angewiesen ist, kann bei dem gegenwärtigen Stand der Hirnanatomie nur ein bedingter Werth beigemessen werden. Denn die Gefahr liegt nahe, dass die Irrthümer gegenüber dem Thatsächlichen überwiegen, dass wichtige Beziehungen übersehen, nebensächliche in den Vordergrund gestellt werden. Ich glaube die hieraus sich ergebenden Einwände bezüglich der Verwerthbarkeit des Plans dadurch einigermaassen zu entkräften, dass ich im erläuternden Text den Grad der Sicherheit bez. Wahrscheinlichkeit, welcher für diesen oder jenen dargestellten Verlaufs- bez. Verknüpfungsmodus besteht, möglichst scharf hervorgehoben und allenthalben die Motive angegeben habe, durch welche ich zu der betreffenden concreten Darstellungsweise bewogen worden bin. Wenn demgemäss der ursprünglich auf wenige Zeilen berechnete Text eine beträchtliche, fast die gesammte centrale Faserungslehre umfassende Ausdehnung erlangt hat, so zeigt derselbe doch andererseits die nämlichen Lücken wie der „Plan", was ich zur Erläuterung des Titels dieser Schrift hervorhebe.

Wie in meinen früheren Mittheilungen stütze ich mich im Wesentlichen auf die Ergebnisse der Entwickelungsgeschichte (Markscheidenbildung) und der Pathologie (insbesondere secundäre Degenerationen) des Menschen. Nur auf diesen Wegen gelingt es, über die Zusammensetzung des Markmantels der Medulla spinalis, der Pyramiden, der Olivenzwischenschicht, der Strickkörper — des verlängerten Markes, des Grosshirnschenkelfusses, der inneren Kapsel u. s. w. zu gesicherten Aufschlüssen zu gelangen. Noch so kunstreich angefertigte ununterbrochene Schnittreihen vom ausgebildeten bez. normalen Organ führen hier zu keinerlei zuverlässigen Ergebnissen, was ich gegentheiligen Behauptungen gegenüber (Wernicke u. A.) entschieden betonen muss. — Den grössten Theil der auf dem Plan dargestellten Verlaufsverhältnisse habe

[1] Diese an und für sich weniger schwer verständlichen Dinge sind überdies in den neueren Lehrbüchern der Hirnanatomie, zu deren Ergänzung dieses Schriftchen bestimmt ist, genügend berücksichtigt.

ich bereits früher ausführlich beschrieben.[1] Doch sind im Folgenden auch zahlreiche neuere Untersuchungen über den Ablauf der Markscheidenbildung und die secundären Degenerationen berücksichtigt, über welche ich noch nicht in extenso berichtet habe. Insbesondere setzte mich ein Umstand in die Lage, Fragen, bezüglich deren ich mich früher unentschieden äussern musste (z. B. den peripheren Verlauf der Linsenkernschlinge betr.) mit Entschiedenheit zu beantworten, nämlich die Verfügung über das Gehirn eines Neugeborenen, welchem das Kleinhirn vollständig fehlte, während alle übrigen Theile des Centralorgans (insbesondere auch Oblongata und Brücke) eine primäre Erkrankung nicht zeigten. Dieses Gehirn vereinigte die Vorzüge der entwickelungsgeschichtlichen und degenerativen Differenzirung der centralen weissen Massen, indem alle Faserzüge fehlten bez. atrophisch erschienen, welche mit dem Kleinhirn zusammenhängen, während alle übrigen in einer dem Ende des Foetallebens entsprechenden Weise ausgebildet (theils markhaltig, theils marklos) erschienen. Im Uebrigen muss ich bezüglich der näheren Beweise für manche hier zum ersten Mal ausgesprochene Ansichten, welchen ich nur den Charakter vorläufiger Mittheilungen beilegen möchte, auf spätere ausführliche Publicationen verweisen.

Von einem näheren Eingehen auf Controversen ist Abstand genommen, da bei der ungemein grossen Zahl derselben[2] die Uebersichtlichkeit gelitten haben würde, und da ich mich überdies im Wesentlichen auf eigene Untersuchungen stütze. Dass ich bei Feststellung der corticalen Ursprungsgebiete der „Pyramidenbahnen"[3] auch Angaben von Charcot und dessen Schülern verwerthe, habe ich bereits früher hervorgehoben — auch jetzt theile ich bezüglich dieses Punktes die Anschauungen

---

[1] Vergleiche insbesondere bezüglich der Capsula interna, der Grosshirnganglien, Grosshirnschenkel etc.: Archiv für Anatomie und Physiologie 1881 (Anatomische Abtheilung): Zur Anatomie und Entwickelungsgeschichte der Leitungsbahnen etc. — bezüglich des Rückenmarkes und der Oblongata: Die Leitungsbahnen im Gehirn und Rückenmark des Menschen etc. 1876. An ersterem Ort sind auch meine sonstigen Publicationen aufgeführt (vergl. bezüglich derselben auch die Bemerkungen im Text).

[2] Man vergleiche nur meine Darstellung der „Schleife" mit der z. B. von Aeby (Schema des Faserverlaufs etc. 1883) gegebenen!

[3] Ich halte es nicht für überflüssig, im Hinblick auf einige der neuesten Literatur angehörende falsche Angaben zu bemerken, dass der Nachweis des directen Zusammenhanges motorischer Bahnen des Rückenmarkes (durch die Pyramiden etc.) mit der Grosshirnrinde von mir (auf Grund von Untersuchungen am Neugeborenen) geliefert worden ist (Exner schreibt die Priorität Meynert zu, obwohl diesem irgend ein Antheil an jenem Nachweis überhaupt nicht zukommt).

der französischen Forscher und halte dieselben trotz der neuerdings dagegen erhobenen Einwände für begründet. — Von sonstigen auf anatomischen Wegen gewonnenen Resultaten fremder Autoren haben einige der von Forel, v. Gudden und Ganser veröffentlichten Aufnahme gefunden, die mir in Anbetracht der angewandten Untersuchungsmethoden (insbesondere Exstirpationen am neugeborenen Thier) zuverlässig erscheinen, wenn ich sie auch nicht sämmtlich für völlig einwurfsfrei halten kann. — Bei der Construction der sensorischen Bahnen stütze ich mich zum Theil auf klinische Erfahrungen Anderer (ich verweise bezüglich derselben auf die bekannten Werke von Exner und Nothnagel); zum Theil nehme ich auch in dieser Hinsicht Bezug auf eigene Beobachtungen.

Der im III. Abschnitt unternommene Versuch, die physiologische Bedeutung einzelner Hirnabschnitte mit Rücksicht auf ihre Stellung im Gesammtmechanismus kurz zu charakterisiren, birgt, wie ich wohl weiss, zahlreiche Fehlerquellen, welche insbesondere in der Unzulänglichkeit der anatomischen Grundlagen zu suchen sind. Indess glaube ich doch von anatomischer Seite her manchen beachtenswerthen Fingerzeig geben zu können, welcher ein wirklich planmässiges Vorgehen beim physiologischen Experiment wie bei der klinischen Beobachtung ermöglicht. Was insbesondere die wiederholt ausgesprochene Vermuthung anlangt, dass zwischen Form und Ausdehnung gewisser die Schädelkapsel zusammensetzender Knochenstücke einer — denselben unmittelbar anliegender, durch eine besondere systematische Stellung (Einschaltungs-Verknüpfungsweise) ausgezeichneter Abschnitte des Gehirns andererseits nahe gesetzmässige Beziehungen existiren, so verkenne ich nicht, dass der Nachweis letzterer selbst nur für den Menschen vorläufig noch nicht in exacter Weise erbracht werden kann, die Gewinnung eines allgemein gültigen Ausdruckes aber ein weit umfassenderes vergleichend-anatomisches Beobachtungsmaterial voraussetzt, als bereits vorliegt. Immerhin lassen schon die in der Folge mitzutheilenden Thatsachen die eingehende Prüfung jenes Gesichtspunktes von nicht gewöhnlichem insbesondere auch praktischem Interesse erscheinen.

Leipzig, im Juli 1883.

Der Verfasser.

Vorbemerkungen.

Der grösste Theil des Plans stellt eine Projection der centralen Faserzüge und grauen Massen auf die Sagittalebene dar. Als Grundlage dient ein unweit der Medianebene geführter Sagittalschnitt durch das Gehirn, dessen natürliche Verhältnisse so weit als möglich beibehalten sind (die Abweichungen s. u. im Text). Die Darstellung des Kleinhirns entspricht einem Frontalschnitt. Der das untere Ende des Plans begrenzende Rückenmarks-Querschnitt giebt in seiner oberen Hälfte die Verhältnisse der Halsanschwellung, in der unteren jene des obersten Lendenmarkes wieder (mit Ausnahme der Vorderstränge, deren systematische Gliederung auch auf der unteren Hälfte so dargestellt ist, wie sie in Wirklichkeit auf einem Schnitt durch das Cervicalmark zum Vorschein kommt).

Die Linien 1 2 3 4 4′ 4″ 5 5′ entsprechen dem Stabkranz (Corona radiata). Die einzelnen Faserzüge desselben treten theils in den Sehhügel bez. dessen Adnexe ein, theils laufen sie zwischen den Grosshirnganglien hindurch in die Grosshirnschenkel (zwischen der von $4_{,,}$ nach abwärts verlaufenden schwarzen Linie und dem Vierhügel IX′ IX zu suchen) und von da aus zu mehr oder weniger entfernten grauen Massen. Die zum Grosshirnschenkel ziehenden Stabkranzfasern passiren die innere Kapsel des Linsenkerns, in den höheren Ebenen derselben vermischt mit Stabkranzfasern des Sehhügels und Faserzügen von den Grosshirnganglien zum Grosshirnschenkel, in den unteren Ebenen nur mit Zügen letzterer Art. Die Capsula interna ist auf dem Plan nur theilweise ohne weiteres zu erkennen, obwohl sie in ihrer ganzen Ausdehnung dargestellt ist. Man bemerkt, dass im vorderen Stirnhirn grüne (4) und blaue (5) Linien convergiren gegen eine zwischen den centralen grauen Massen XI (Nucleus caudatus) und X X′ X″ (Nucleus lentiformis) gelegene weisse Markstrasse: vordere Abtheilung der Capsula interna (Flechsig). Diese Markstrasse zeigt über X″ eine stumpfwinklige Knickung: Knie der Capsula interna. Die hinter dem Knie gelegene „hintere Abtheilung" der C. i. liegt zwischen Linsenkern und Thalamus (bez. in den höchsten Ebenen: Nucleus caudatus). Da sich der Linsenkern bedeutend weiter nach rückwärts erstreckt als auf dem Plan dargestellt, so reicht in natura die Capsula interna desselben beträchtlich weiter nach hinten, etwa bis zu der carminrothen Linie, die vor XII sich in die Linien 3 3 theilt. Die Faserzüge, welche die hinteren zwei Drittel der hinteren Abtheilung zusammensetzen, sind so dargestellt, wie sie von aussen nach Hinwegnahme des Linsenkerns sich zeigen — unter möglichst genauer Beibehaltung ihrer natürlichen insbesondere gegenseitigen Lagerungsverhältnisse. Es ergiebt sich hieraus, dass dem vorderen Drittel der hinteren Abtheilung nur blaue und grüne Linien entsprechen, dem mittleren Drittel besonders die zinnoberrothen Faserzüge (1 1 1), dem hinteren eine grüne (4,) und die carminrothe 3 3. (Ueber die Bedeutung derselben s. u.). Zwischen Grosshirnschenkel und Grosshirnganglien ist die durch äusserst complicirte Structurverhältnisse ausgezeichnete Regio subthalamica (Forel) zu erkennen. Zu derselben im engeren Sinn gehören insbesondere die mit 7 4, V bezeichneten Gebilde.

Am Grosshirnschenkel tritt die Sonderung in zwei grosse Abtheilungen hervor, eine ventrale die Basis oder Fuss (dazu gehörig die Fortsetzungen der blauen Linien 4 und 4′, die zinnoberrothe 1 1 1 und die blaupunktirte) und eine dorsale die Haube, Tegmentum (carminrothe, schwarze und grüne Linien). Die Faserzüge der Basis sind so gezeichnet, dass von den der Oberfläche anliegenden Bündeln die am meisten median gelegenen nach links, die lateralen nach rechts zu finden sind. Die blaupunktirte Linie repräsentirt Faserzüge, welche in der Tiefe des Grosshirnschenkelfusses an der Grenze gegen die Haube verlaufen.

Die Brückenregion ist im Interesse der Uebersichtlichkeit unnatürlich in die Länge gezogen und durch ideelle (durch zwei schwarze Linien angedeutete) Schnittflächen in eine obere und untere Hälfte zerlegt. In der Lücke bemerkt man die mit den Längsfaserzügen der Brückenregion sich rechtwinklig schneidenden Stabkranzbündel des Schläfenlappens.

In der hinteren Brückenabtheilung (Haubenfortsetzung) entsprechen die links der grünen Linie angedeuteten Faserzüge den ventralen Lagen, der Schleifenschicht, deren verschiedenartige Bestandtheile wieder so dargestellt sind, dass die nach links gelegene Linie den medianen, die rechts gelegene den lateralen Bündeln entspricht. Die durch die grüne Linie markirten und rechts von derselben dargestellten Faserzüge bilden die centralen und dorsalen Felder der Haubenfortsetzung. Ihre gegenseitige Lage, die von unten nach oben mehrfach wechselt (nur die den schwarzen Linien entsprechenden Bündel behalten constant ihre Lage dorsal neben der Mittellinie bei), sowie ihre Ausdehnung über den Haubenquerschnitt lässt der Plan nicht allenthalben genau erkennen.

Von den in das Kleinhirn eintretenden Faserzügen entsprechen 6′ 8 8, dem Corpus restiforme (äussere Abtheilung) — ,5 „5 den Brückenschenkeln, Crura ad pontem — 6 den Bindearmen, 12 (schwarz) dem „Frenulum“.

1′ ,1 3, ,7 8 9: Die Faserstränge (Markmantel) des Rückenmarkes.

A. Die auf dem Plan dargestellten grauen Massen (Ganglienzellen-Lager).

a) grau: Cortex cerebri und Corpus striatum enthalten höchst wahrscheinlich coordinirte Mechanismen (vergl. u. S. 40).

I′ Gyrus uncinatus.

4‴ Hippocampus.

×4 Rinde am Eingang der Fossa Sylvii, zugleich als Repräsentant der Inselrinde — nach vorn unmittelbar übergehend in die Substantia perforata anterior (nicht besonders bezeichnet). Unmittelbar über der letzteren liegt

X X′ X″ Nucleus lentiformis (extraventriculärer Theil des Streifenhügels).

X Putamen oder 3. (äusseres) Glied.

X′ mittleres oder 2. Glied. } Globus pallidus.
X″ inneres oder 1. Glied. }

Darüber (vom Linsenkern getrennt durch die Capsula interna) findet sich der

XI Nucleus caudatus (intraventriculärer Theil des Streifenhügels).

Anmerkung. Der Linsenkern erstreckt sich in natura beträchtlich weiter nach rückwärts (s. o. S. 1 flg.); das Putamen ist im Interesse der Uebersichtlichkeit etwas zu schmal dargestellt. Der Kopf des Schwanzkerns reicht in natura weiter nach unten bis zur Lamina perforata anterior, wo er mit dem Putamen zusammenfliesst.

b) grün (schraffirt): Thalamus opticus, lässt drei durch schwarze Conturen gegen einander abgegrenzte Kerne erkennen:

Den äusseren (die ganze Länge des Thalamus einnehmend, nach hinten [unterhalb XII] das Pulvinar bildend).

Den inneren (von dem äusseren umfasst).

Den vorderen (nach vorn von dem inneren), der kleinste von allen, hier als ein Oval dargestellt, in natura retortenförmig gestaltet mit nach hinten ausgezogenem Schweif.

Nach unten vom inneren Kern ist die Taenia thalami optici angedeutet.

c) hellblau: Nucleus pontis Varoli. Zwischen den Quer- und Längsfasern des Pons Varoli (vordere Brückenabtheilung) finden sich umfängliche netzförmig angeordnete Massen grauer Substanz. Die hier angedeutete Sonderung in zwei Lagen ist in natura nicht deutlich ausgesprochen, doch liegen die umfänglichsten Ganglienzellenhaufen mehr gegen den ventralen Theil der Brücke.

Rinde der Hemisphären des Cerebellum gleichfalls hellblau.

d) dunkelblau:

VIII die Rinde des Vermis cerebelli, bezüglich ihrer Verbindungen gegenüber der Hemisphären-Rinde Besonderheiten darbietend (s. u).

8′ Clarke'sche Säule (Stilling'sche Dorsalkerne).

e) schwarz punktirt bez. schraffirt: Eine Anzahl weniger umfänglicher Ganglienzellengruppen von verschiedenartiger Bedeutung.

V Der Luys'sche Körper (Forel) (Corpus subthalamicum, Henle).

VII Substantia nigra Sömmeringii, zwischen Fuss und Haube des Grosshirnschenkels; in natura weiter nach oben bis gegen den Luys'schen Körper reichend.

4‴ Corpus mammillare, mediales Ganglion (v. Gudden) — laterales mit Verbindungen nicht dargestellt.

3′ Rother Kern der Haube (Nucleus tegmenti).

Formatio reticularis (schwarzes Netzwerk) erstreckt sich in natura vom oberen Ende des Rückenmarkes bis zum rothen Kern der Haube und zieht sich hier in eine Spitze aus entsprechend den zwei bei 3′ zusammenstossenden Linien (einer vorderen rothen und einer hinteren unterbrochenen schwarzen 3″). Auf der Tafel ist sie nur bis zu einer ideellen Trennungsfläche dargestellt, welche entsprechend der Mitte der Brücke senkrecht zur Längsaxe angelegt ist, um den Stabkranz des Schläfenlappens nicht zu verdecken. — Die zahlreichen in der Formatio reticularis zu unterscheidenden Ganglienzellengruppen (Nester, obere Olive, Seitenstrangkerne) sind der Uebersichtlichkeit halber nicht besonders markirt.

IX′ Oberes Hügelpaar des Corpus quadrigeminum. Man unterscheidet daran das Stratum zonale (Nervenfasern aus dem Nervus opticus), darunter: Schicht grauer Substanz mit zahlreichen Ganglienzellen „oberflächliches Grau“; hierunter centrales Mark (Strato bianco-cinereo Tartuferi — in natura aus zwei durch graue Substanz verbundenen Nervenfaserschichten bestehend, von welchen nur die untere [mittleres Mark Ganser] dargestellt ist); darunter mit spärlicher grauer Substanz gemischt „tiefliegendes“ Mark.

f) carminroth:

Nucleus olivaris inferior, grosse Olive (Nebenkerne fehlen).
Nucleus dentatus cerebelli (Dachkern fehlt).
Nucleus funiculi cuneati (Kern des Burdach'schen Keilstranges).
Nucleus funiculi gracilis (Kern des zarten oder Goll'schen Stranges).

IX Unteres Vierhügelpaar.
II Corpus geniculatum externum. (Corp. genic. int. fehlt.)
I Bulbus olfactorius.

g) zinnoberroth:

III Kern des N. oculomotorius.
IV Kern des N. trochlearis.
VI Kern des N. abducens (etwas zu weit nach abwärts gezeichnet).

Auf dem Rückenmarksquerschnitt, mit der Linie 1″ (vordere Wurzelfaser) zusammenhängend die Gruppen grosser multipolarer Ganglienzellen der Vorderhörner, welche besonders in den Anschwellungen stark entwickelt sind und vorderen Wurzeln zum Ursprung dienen.

h) braun (mit der Linie 9″ zusammenhängend): Ganglienzellen des Tractus intermedio-lateralis, im Rückenmark nur ausserhalb der Anschwellungen deutlich zu unterscheiden.

Es fehlen alle motorischen Nervenkerne der Brücke (ausser VI) und Oblongata, desgleichen die grauen Massen, in welche die sensiblen Nerven dieser Theile zunächst einmünden (insbesondere die wirklichen und vermeintlichen Kerne des Acusticus und Trigeminus); sie sind sämmtlich an der hinteren bez. seitlichen Grenze der Formatio reticularis bez. innerhalb derselben zu suchen. Das centrale Höhlengrau des 3. Ventrikels, Tuber cinereum, Zirbel, Ganglien der Zirbelstiele etc. sind gleichfalls nicht dargestellt.

B. Die dargestellten Leitungsbahnen.

I. Die (relativ) directen Verbindungen der Grosshirnrinde mit den motorischen und sensorischen Nerven.

1. Die relativ directen motorischen Leitungen (111).

In den „Pyramiden" des verlängerten Markes liegen Faserzüge an der Oberfläche des Centralorgans bloss, welche sich bei Verfolgung nach oben und unten erweisen als directe Verbindungsbahnen der Grosshirnrinde einerseits, der Vorderhörner des Rückenmarkes andrerseits. Ich habe dieselben im Anschluss an Türck bezeichnet als „Pyramidenbahnen". Sie dienen wohl zweifellos der Uebertragung von Willensimpulsen auf vordere Rückenmarkswurzeln (1''). Fraglich ist es, ob die „Pyramiden" auch Bahnen enthalten, welche in gleich directer Weise die Grosshirnrinde mit motorischen Hirnnerven verbinden. Es könnten hier selbstverständlich nur die in der Oblongata austretenden Nerven in Betracht kommen, insbesondere der Hypoglossus, zu dessen Kern sich in der That Fasern aus den „Pyramiden" verfolgen lassen. (Der Kern des Nervus facialis liegt noch oberhalb der Austrittsstelle der „Pyramiden" aus der Brücke, so dass seine centralen Bahnen wohl schwerlich in den „Pyramidenbahnen" — diese Bezeichnung wörtlich genommen — enthalten sind.) Es ergiebt nun die klinische Beobachtung, dass Facialis und Hypoglossus durch Herderkrankungen der Grosshirnlappen, der inneren Kapsel u. s. w. in gleicher Weise gelähmt werden, wie motorische Rückenmarksnerven. Es wird hierdurch wahrscheinlich gemacht, dass jene Hirnnerven in analoger Weise direct mit der Grosshirnrinde verknüpft sind, wie die motorischen Rückenmarksnerven durch die Pyramidenbahnen. Die letzteren stellen somit allem Anschein nach nur Theile eines weit umfänglicheren Leitungssystems dar, welches überhaupt die motorischen Nervenkerne (incl. der in den Vorderhörnern des Rückenmarkes gelegenen) direct mit der Grosshirnrinde verbindet (directes motorisches Leitungssystem). Indess ist nur der in den „Pyramidenbahnen" gegebene Theil in seinem Verhalten näher bekannt, weshalb auf der Tafel auch nur dieser dargestellt ist. (Allem Anschein nach liegen die directen Innervationswege der motorischen Hirnnerven innerhalb der Grosshirnlappen, der inneren Kapsel, des Grosshirnschenkelfusses u. s. w., den Pyramidenbahnen dicht nach vorn bez. innen an.[1]) Die Rindenursprünge sämmtlicher directer motorischer Bahnen liegen in den Scheitellappen. Nach vorn überschreiten sie entweder überhaupt nicht, oder nur um ein geringes den Sulcus praecentralis. Die hintere Grenze lässt sich nicht genau angeben; entsprechend dem oberen Rand der Hemisphären reicht sie besonders weit nach hinten (bis in den Praecuneus — demnach weiter nach hinten als es die Tafel darstellt). Die Pyramidenbahnen speciell gehen hervor aus dem Lobulus paracentralis, dem vordersten Theil des Praecuneus und den Centralwindungen (mit Ausnahme (?) des vorderen Abhangs der vorderen Centralwindung, welcher zu motorischen Hirnnerven, besonders zu Facialis und Hypoglossus in Beziehung steht).

Bezüglich des Verlaufs der „Pyramidenbahnen“ (111) nach abwärts verweise ich auf meine früheren ausführlichen Darstellungen (insbesondere Archiv der Heilkunde Bd. XVIII. S. 289 fg.). Ich bemerke nur, dass diese Bahnen weder mit den Grosshirnganglien noch mit der grauen Substanz der Brücke in Verbindung treten. Wenn es schon nach meinen früheren Mittheilungen kaum noch eines Beweises bedurfte für die Nichtexistenz eines Zusammenhangs der P. speciell mit dem Nucleus pontis, so wird derselbe endgültig geliefert durch den Fall von totalem Kleinhirnmangel, wo in Folge des vollständigen Defectes der grauen Brückensubstanz wie der Brückenquerfasern das Verhalten der Pyramidenbahnen innerhalb des Pons sich völlig klar darstellte. Hier zogen die letzteren als compakte Faserstränge ununterbrochen vom Grosshirnschenkel zur Oblongata. — Die Lage der Pyramidenbahnen im Grosshirnschenkel ist auf dem Plan annähernd zu erkennen; sie bilden im allgemeinen den mittleren Theil der äusseren Circumferenz des Fusses; doch reichen sie insbesondere in den höheren Ebenen mehr in die äussere Hälfte desselben herein. — Entsprechend der unteren Pyramidenkreuzung theilen sie sich in die gekreuzt in die Seitenstränge übergehenden „Pyramiden-Seitenstrangbahnen“ (,1) und die ungekreuzt nach abwärts verlaufenden „Pyramiden-Vorderstrangbahnen“ (1′). Bezüglich der zahlreichen individuellen Variationen, welche die Vertheilung auf Vorder- und Seitenstränge erkennen lässt, vergl. Die Leitungsbahnen etc. S. 264 fg.

Im Rückenmark treten die „Pyramidenfasern“, unter welcher Bezeichnung ich die Fasern der Pyramidenbahnen verstehe, unter Umbiegung aus der verticalen in die horizontale Richtung, in die gleichseitigen grauen

[1] Vergl. Archiv für Anat. u. Physiol. A. A. 1881. S. 60.

Vorderhörner ein und verbinden sich hier mit den zu Gruppen geordneten grossen multipolaren Ganglienzellen, was u. A. aus pathologisch-anatomischen Erfahrungen (Atrophie dieser Zellen im Anschluss an atrophische Zustände der Pyramidenbahnen) zu erschliessen ist. Die Mehrzahl der Pyramidenfasern verliert sich im Rückenmark in den Anschwellungen, tritt also vorzugsweise mit Extremitätennerven in Verbindung. Bei totaler Zerstörung der z. B. aus der linken Grosshirnhemisphäre hervorgehenden Pyramidenbahn vermag das rechte Bein (auch wenn die Pyramiden sich total kreuzen) noch zum Gehen und Stehen, wenn auch in ungeschickterer Weise verwandt zu werden. (Ein von mir beobachteter Kranker mit einer derartigen Zerstörung vermochte mit dem paretischen, meist in Contractur befindlichen rechten Bein noch zu gehen, Treppen zu steigen u. s. w. und zwar ohne jede Unterstützung, während der rechte Arm total gelähmt war). Die Pyramidenbahnen führen demgemäss nur einen Theil der motorischen Leitungen, wenigstens soweit die unteren Extremitäten in Betracht kommen.

2. Relativ directe sensorische Leitungen.

Auf der Tafel sind die carminroth gefärbten Linien als Repräsentanten sensorischer Systeme bezeichnet. Ich halte es indess keineswegs für feststehend, dass alle denselben entsprechenden Faserzüge und Ganglienzellengruppen sensorischen Functionen dienen; sie bestehen sogar höchst wahrscheinlich zum Theil aus centrifugalen Leitungen. Doch sind allem Anschein nach die sensorischen Leitungen zum grössten Theil innerhalb jener Züge mit enthalten (ein kleiner Theil auch in 9 braun — und im Thalamus-System?).

Olfactorius.

Dargestellt ist nur der Bulbus olfactorius (I), welchem sich nach hinten der Tractus olfactorius anschliesst. Letzterer löst sich auf:

a) in einen Zug zur Basis des Stirnlappens (innerer Riechstreifen, Gyrus fornicatus ?),

b) in Fasern zur Rinde des Gyrus uncinatus (äusserer Riechstreifen),

c) in Bündel, welche in der Lamina perforata anterior nach rückwärts laufen (Bahnen zur innern Kapsel, zum Carrefour sensitif? — s. u. S. 10).

Opticus.

Die centralen Bahnen des Sehnerven (2′—II—222), welche Gesichtsempfindungen vermitteln, sind noch nicht genau festgestellt! Die dargestellten Endausbreitungen in der Grosshirnrinde („Sehsphäre“) sind auf Grund klinischer Erfahrungen construirt, aus welchen (Exner) hervorgeht, dass insbesondere der Cuneus (auf der Tafel relativ zu gross gezeichnet) und zwar mehr dessen oberer Abschnitt in Betracht kommt. Der Weg, auf welchem die Sehnervenfasern bis zu diesem Rindenbezirk verlaufen, lässt sich annähernd erschliessen mit Rücksicht auf folgende Thatsache: Beim Menschen degeneriren im Anschluss an Zerstörungen der Sehnerven bez. Retinae secundär nur der äussere Kniehöcker und das obere Hügelpaar des Corpus quadrigeminum und zwar der erstere weit vollständiger als letzteres. Daraus folgt:

1) Ein grosser Theil der Sehnervenfasern tritt mit der grauen Substanz der äusseren Kniehöcker in Verbindung — von wo aus wahrscheinlich Fasern in die hintersten Abschnitte der inneren Kapsel, beziehentlich den Stabkranz gelangen. Zu denselben gesellen sich wahrscheinlich

2) Fasern, welche zunächst in den oberen Vierhügel eintreten, nach Verbindung mit den Zellen insbesondere der grauen Rindenschicht rückläufig werden (?), entsprechend der rothen punktirten Linie ,9 wieder die Umgebung des äusseren Kniehöckers erreichen und sich den sub 1) genannten Fasern anschliessen. Im Vierhügel verlaufen sie theils im stratum zonale (2'), theils im centralen Mark. Da indess das Letztere auch bei dem mit verkümmerten Sehnerven ausgestatteten Maulwurf sehr stark entwickelt ist (Ganser), so enthält dasselbe jedenfalls noch eine zweite mit dem Nervus opticus nicht zusammenhängende Bahn (s. u.). Ja, es ist im Hinblick auf diese Thatsache überhaupt zweifelhaft, ob durch das centrale Mark des Vierhügels Opticus-Fasern zur inneren Kapsel gelangen. — Sowohl die aus dem äusseren Kniehöcker wie die aus dem vorderen Vierhügel in die Grosshirnlappen übergehenden Fasern verlaufen daselbst zum Theil in einem mächtigen sagittalen Bündel (?) unmittelbar nach aussen vom Hinterhorn, den Sehstrahlungen Gratiolet's, die aber jedenfalls noch andersartige Systeme führen (insbesondere Thalamusfasern). Da kein Grund vorliegt, anzunehmen, dass die vom oberen Vierhügel in die Gegend des äusseren Kniehöckers verlaufenden Opticusfasern in letzterem noch einmal mit Ganglienzellen zusammenhängen, so werden allem Anschein nach die optischen Bahnen gleich wie die Geruchsleitung und die Pyramidenbahnen auf dem Wege von den peripheren Endorganen bis zur Grosshirnrinde nur einmal durch Ganglienzellen gegliedert (die Leitung ist zweigliedrig,[2] sofern man nur die aus Nervenfasern bestehenden Abschnitte als „Glieder"

[1] Die Bahnen der Hör- und Geschmacksnerven zu construiren halte ich vorläufig für unmöglich. Schon in der Oblongata gehen die sicheren Spuren verloren. Ich zweifle indess nicht, dass beide in den carminrothen Linien mit enthalten sind.

[2] Eine dreifache Gliederung der cortico-peripheren Leitungen, wie sie Meynert als Regel hinstellt, ist überhaupt nicht nachweisbar; es ergiebt sich hieraus (vergl. den Plan), wie mangelhaft diese Lehre begründet ist.

bezeichnet). Alle die genannten Bahnen verdienen demnach den Namen „relativ directe sensorische beziehentlich motorische Leitungen".

Bahnen der Hautsensibilität (33?).

Die Anatomie ist noch nicht im Stande, den Verlauf der cutanen sensibelen Bahnen klar darzulegen. Es ist demnach auch fraglich, ob letztere durch relativ direkte Leitungen repräsentirt werden. Ich betrachte hier nur die cerebralen Verlaufs-Abschnitte; es lassen sich darüber nur Hypothesen aufstellen, wobei meines Erachtens von folgenden klinischen Thatsachen auszugehen ist:

1) Türck hat zuerst darauf hingewiesen, dass innerhalb der Grosshirnhemisphären gelegene (Erweichungs- u. a.) Herde besonders häufig dann cutane Anaesthesie der gegenüberliegenden Körperhälfte im Gefolge haben, wenn dieselben der oberen äusseren Peripherie des Thalamus opticus bez. Nucleus lentiformis nahe kommen. Charcot hat die betreffenden Gebiete noch näher bestimmt und die hinteren Abschnitte der inneren Kapsel bez. die angrenzenden Theile (Fuss) des Stabkranzes als die in Bezug auf jenes Symptom wesentlichen Stücke bezeichnet. Die Erfahrung lehrt nun, dass auch Herde, welche nach aussen oben vom Sehhügel liegen und entweder gar nicht oder nur sehr wenig in die innere Kapsel ventralwärts hereinreichen, cutane Hemianaesthesie zur Folge haben können. Dies ist zu betonen gegenüber der von Meynert aufgestellten und von zahlreichen Autoren acceptirten Hypothese, dass es bei der Türck'schen Hemianaesthesie auf eine Verletzung der äusseren Bündel des Grosshirnschenkelfusses (5′ 5′ der „hinteren Grosshirnrindenbrückenbahn" s. u.), ankomme, welch' letztere in keinem der Türck'schen Fälle erkrankt waren. Ich habe auf der Tafel die Gegend, deren Zerstörung wohl regelmässig cutane Hemianaesthesie hervorruft, besonders hervorgehoben (XII) und werde sie in der Folge der Kürze halber im Anschluss an Charcot als Carrefour sensitif bezeichnen, da auch sämmtliche übrige Sinnesempfindungen durch hier gelegene Herde beeinträchtigt werden können, — woraus zu erschliessen ist, dass sämmtliche Sinnesleitungen zu der Region um XII in Beziehung stehen.

2) Die Grosshirnrinden-Bezirke, nach deren Verletzung besonders häufig Störungen der Hautsensibilität beobachtet werden, liegen zwischen dem Sulcus praecentralis und den vorderen Abschnitten der „Occipitallappen".

3) Cutane Hemianaesthesie entsteht auch, wie es scheint, regelmässig bei sehr ausgebreiteten Zerstörungen der Grosshirnschenkelhaube bez. ihrer Fortsetzung durch die Brücke.

Diese klinischen Erfahrungen lassen sich mit den anatomischen sehr gut vereinbaren. Die Bahnen der Hautsensibilität müssen auch nach letzteren (s. u.) verlaufen durch die Grosshirnschenkelhaube; die Faserzüge der Haube gehen aber mit Ausnahme einzelner zu Linsenkern und Sehhügel tretender, sämmtlich über in die Gegend der inneren Kapsel, welche zwischen den Pyramidenbahnen und dem äusseren Kniehöcker gelegen ist also in den Bereich des „Carrefour sensitif“. Ich habe in einer früheren Arbeit diese aus der Haube direct zur inneren Kapsel und dem Stabkranz gelangenden Faserzüge bezeichnet als „Haubenstrahlung“, rectius Haubenstrahlung in den Stabkranz. Als schematische Repräsentanten derselben bez. der cutanen sensiblen Bahnen im Stabkranz dienen die Linien 3—3. In natura stellt die Haubenstrahlung einen breiten Fächer dar, welcher sich nach vorn (in der innern Kapsel[1] wie im Stabkranz) ausbreitet bis in das Gebiet der Pyramidenbahnen, nach hinten bis an die optischen Leitungen, sodass dieselbe also nicht nur den Zwischenraum zwischen beiden Systemen ausfüllt, sondern in das Gebiet beider insbesondere der Pyramidenbahnen, noch hineinragt. Dementsprechend ist auch das Rindengebiet, welchem sie zustreben für weit ausgedehnter zu halten, als es auf der Tafel dargestellt ist (Praecuneus). In Wirklichkeit dürften (s. u.) die gesammten zwischen vorderem und hinterem Rand des Parietalbeins gelegenen Rindenbezirke die Endpunkte der Faserbüschel enthalten, welche im „Carrefour sensitif“ dicht aneinander gedrängt in das Centrum semiovale eintreten. Näheres über die in die Haubenstrahlung eintretenden Faserzüge, über den Zusammenhang der Haube mit dem Rückenmark bez. hinteren Wurzeln u. s. w. s. unter IV. S. 20 flg.

[1] Vergl. Archiv für Anat. u. Physiol. A. A. 1881. Taf. III. Fig. 6.

II. System des Thalamus opticus.

Dasselbe zerfällt in zwei grosse Abtheilungen: erstens Verbindungen des Sehhügels mit der Grosshirnrinde, bez. dem Streifenhügel, und zweitens Verbindungen mit dem Grosshirnschenkel. Hierzu kommen noch Fasern aus dem Tractus opticus.

1. Verbindungen mit der Grosshirnrinde.

Dieselben bilden einen grossen Theil des gesammten Stabkranzes und verknüpfen den Sehhügel mit allen Rindengebieten. Eine Sonderung in Unterabtheilungen (Sehhügelstiele, Meynert) lässt sich nur theilweise scharf durchführen. Man kann unterscheiden:

a) Faserzüge aus dem Stirnlappen, die vordere Abtheilung der innern Kapsel passirend, im Sehhügel mit dem vordern und äusseren Kern, sowie dem Stratum zonale zusammenhängend (4 4).

b) Faserzüge aus dem Parietallappen und zwar dessen ganzer Länge[1] zum Stratum zonale, äusseren und inneren Kern (4″).

c) Fasern aus dem Temporo-Occipitallappen, sehr mächtige Bündel, hauptsächlich in das Pulvinar, bez. dessen Stratum zonale eindringend (4′).

d) Aus der Gegend der Rinde am Eingang der Fossa Sylvii (×4). Das corticale Ursprungsgebiet dieser Fasern ist noch nicht genau festgestellt. Sie gelangen theils in den äusseren und inneren Kern, theils in das Stratum zonale.

e) Fasern aus dem Gyrus hippocampi (4‴), im Fornix verlaufend. Während man früher den ganzen Fornix durch Umbeugung im Corpus mammillare in den vorderen Sehhügelabschnitt übergehen liess, ist dieses Verhalten durch v. Gudden's Experimente zweifelhaft geworden. Indessen weisen letztere darauf hin, dass (nur bei gewissen Säugethieren?) wenigstens ein Theil der Fornixfasern mit dem Sehhügel sich verbindet.

---

[1] Auf der Tafel sind dieselben der Uebersichtlichkeit halber nur durch eine Linie angedeutet, was keineswegs darauf hinweisen soll, dass sie weit weniger zahlreich sind, als die sub a) und c) erwähnten.

Anhang: Verbindungen mit dem Linsenkern (4×).

Theils quer durch die innere Kapsel hindurch, theils vor derselben verlaufen Fasern aus dem Linsenkern in die basalen Theile des Thalamus, bez. gegen dessen Stratum zonale. Es ist möglich, dass es sich hier um Stabkranzfasern handelt, welche den Linsenkern nur durchsetzen, bez. um Fasern, die, ohne mit Ganglienzellen des Thalamus in Verbindung zu treten, in die Hirnschenkelhaube übergehen.

2. Verbindungen des Thalamus mit dem Grosshirnschenkel.

Diese Verbindungen sind noch sehr wenig genau bekannt, und völlig gesicherte Aufschlüsse über die peripheren Endapparate der hier in Betracht kommenden Bahnen fehlen gänzlich. Ich unterscheide:

a) Das Vicq d'Azyr'sche Bündel (von Gudden) verknüpft den vordern Kern des Thalamus bezw. die vordern Theile des äusseren Kernes zunächst mit dem Corpus mammillare (4,,,) und zwar mit dessen medialem Ganglion. Von letzterem strahlen Fasern („Haubenbündel des Corpus mammillare" von Gudden) nach hinten in das Gebiet der Grosshirnschenkelhaube, wo sie nicht weiter zu verfolgen sind. (In Anbetracht ihrer Entwickelungsweise [sie erhalten später als alle übrigen Faserzüge der Haube Markscheiden] können sie in der Haube nur zwischen rothem Kern und Substantia nigra gesucht werden, da hier Faserzüge liegen, die sich sehr spät [erst nach der Geburt] mit Mark umhüllen. Diese letzteren gelangen in die Formatio reticularis.) Der Nachweis dieser Verknüpfung des Sehhügels mit dem Grosshirnschenkel gründet sich auf die experimentell zu erhärtende Thatsache (v. Gudden), dass die nur genannten Faserzüge und Ganglienzellengruppen bei Abtragung der Grosshirnlappen am neugeborenen Thier zu Grunde gehen (vergl. S. 15).

b) Das Meynert'sche Bündel (Forel) 4,, besteht jedenfalls nur zum Theil aus Fasern, die vom Thalamus opticus zum Grosshirnschenkel ziehen. Es erhält auch Zuzüge aus dem Ganglion habenulae, der Zirbel, sowie dem centralen Höhlengrau, welches den 3. Ventrikel auskleidet, so dass es gleichzeitig als Repräsentant der Verbindungen dieser grauen Massen (sämmtlich als centrales Höhlengrau aufzufassen?) mit den tieferen Abschnitten des Medullarrohres betrachtet werden muss. Zum Theil gehen seine Fasern hervor aus dem Stratum zonale des Thalamus (Taenia thalami optici). In natura liegt das Meynert'sche Bündel etwas weiter nach hinten, als es die Zeichnung darstellt und ist zum Theil eingebettet in den rothen Kern der Haube. Ventral vom rothen Kern tritt es zunächst in Verbindung (?) mit dem Ganglion interpedunculare v. Gudden (auf der Tafel nicht dargestellt). Ob und auf welchem Wege von hier aus Fortsetzungen nach abwärts gegeben sind, ist wiederum fraglich. Der auf der Tafel dargestellte Zusammenfluss mit dem Vicq d'Azyr'schen Bündel sowie die Fortsetzung beider bis in die Oblongata ist als rein schematisch zu betrachten. — Das Meynert'sche Bündel umhüllt sich weit früher (1—2 Monate vor der Geburt) mit Markscheiden als das Vicq d'Azyr'sche.

c) Faserbündel zum rothen Kern der Haube bez. dessen Markkapsel (4,). Sicher festgestellt ist bezüglich derselben nur folgendes: Von der Lamina medullaris externa des Thalamus (vereinzelt auch von der interna) sieht man besonders in dessen mittlerem Drittel Fasern ziehen in die Umgebung des rothen Kerns der Haube. Es ist fraglich, einerseits ob dieselben aus der grauen Substanz des Thalamus und nicht vielmehr direct aus der inneren Kapsel hervorgehen; andrerseits, ob sie sich mit den Zellen des rothen Kernes verbinden oder neben denselben vorbei in die Haube gelangen (s. u. Bindearme des Kleinhirns). Falsch ist es, wenn Meynert (und Andere) diese Fasern in die Formatio reticularis der Haube übergehen lässt. Hiergegen hat schon Forel geltend gemacht, dass vergleichend anatomisch zwischen dem Umfang der Laminae medullares und dem Querschnitt der Formatio reticularis irgend welche constante Beziehungen nicht aufgefunden werden können. Wichtiger noch erscheint mir, dass bei dem Neugeborenen mit vollständigem Kleinhirnmangel (wo sich das Verhalten der Längsfasern der Formatio reticularis zur Regio subthalamica deshalb besonders gut feststellen liess, weil die Bindearme des Kleinhirns mitsammt den rothen Kernen der Haube vollständig fehlten) die Längsfasern der Formatio reticularis nicht weiter nach oben zu verfolgen waren als bis in die Gegend der oberen Vierhügelgrenze (bez. bis zur hinteren Commissur). Oberhalb waren nur noch nachweisbar: einzelne Fasern der hinteren Längsbündel, die Schleifenschicht und obere Schleife und das Meynert'sche[1] Bündel. Da in der Brückengegend die Längsfasern innerhalb der Formatio reticularis sich scheinbar völlig normal verhielten, so kann das Fehlen direkter Fortsetzungen derselben oberhalb des Vierhügels nicht als (mit dem Kleinhirn-Defekt zusammenhängender) pathologischer Zustand aufgefasst werden. Wenn also überhaupt Fasern aus den Laminae medullares des Thalamus in die Haube gelangen, so können dieselben nicht in Bündel der Formatio reticularis übergehen. Was etwaige Beziehungen der Schleifenschicht zum Seh-

[1] Das Vorhandensein der um diese Zeit noch marklosen Haubenbündel des Corpus mammillare liess sich nicht genau feststellen.

hügel anlangt, so lassen sich die Fasern derselben zum grossen Theil mit Sicherheit nach andern Richtungen hin verfolgen (s. u.), so dass ich die Angabe von Wernicke u. A., wonach die Schleife zu einem beträchtlichen Theile aus dem Thalamus hervorgeht, für irrthümlich halte. Dass die hintere Commissur des Gehirns Fasern aus dem Sehhügel zur Haube führt (Meynert), bedarf noch der Bestätigung, weshalb diese hypothetische Verbindung auf der Tafel nicht berücksichtigt ist. Es können somit nur die Bindearme des Kleinhirns die Fortsetzungen der Laminae medullares der Sehhügel enthalten.

Anhang: Verbindungen mit dem Tractus opticus.

Es ist fraglich, ob die aus dem Tractus opticus in den Sehhügel einstrahlenden Fasern aus dem Nervus opticus hervorgehen oder der Gudden'schen Commissura inferior angehören; ferner ob sie den Sehhügel nur durchsetzen und schliesslich den Vierhügel gewinnen oder in ersterem enden; sie sind deshalb auf dem Plan nicht berücksichtigt.

Anmerkung: Die Frage nach den Beziehungen des Fornix zum Vicq d'Azyr'schen Bündel scheint mir, was den Menschen anlangt, durch v. Gudden's experimentelle Ergebnisse noch keineswegs endgiltig entschieden zu sein. Der einfachen Uebertragung derselben auf den Menschen stellen sich meines Erachtens ernste Bedenken entgegen. Dass, wie Ganser will, der Fornix sich hinter dem Corpus mammillare in toto kreuzt und in die Grosshirnschenkelhaube übergeht, steht bis zu einem gewissen Grade mit Thatsachen der Entwickelungsgeschichte im Widerspruch. Schon lange (mehrere Monate) bevor der Fornix markhaltig wird, ist in der Haube ein markloses Bündel von auch nur annähernd entsprechendem Querschnitt nicht mehr nachzuweisen. Es stimmt bezüglich des Zeitpunktes der Markscheidenbildung der Fornix vielmehr überein mit einem u. z. dem grössten Theil des Vicq d'Azyr'schen Bündels, so dass letzteres vielleicht aus zwei Faserzügen besteht, einem, welches (beim Menschen wenigstens) mit dem Fornix zusammenhängt, einem zweiten, welches mit dem Haubenbündel des Corpus mammillare in Verbindung tritt.

III. Systeme der Brückenkerne (Syst. pontis Varoli).

1. Grosshirnrinden-Brückensystem.

Es unterliegt nach den Aufschlüssen der Entwickelungsgeschichte und pathologischen Anatomie keinem Zweifel, dass von der Grosshirnrinde aus umfängliche Fasermassen ununterbrochen zwischen den Grosshirnganglien hindurch, bez. neben denselben vorbei zu der vorderen Brückenabtheilung gelangen und allem Anschein nach von hier aus unter Vermittelung der Ganglienzellen des Nucleus pontis und weiter der Brückenarme des Kleinhirns sich mit der Rindenschicht des letzteren verbinden. Dieses „Grosshirnrinden-Brückensystem" gliedert sich in doppelter Weise:

1. In der Längsrichtung in einen cerebralen und cerebellaren Theil. Ersterer (5·5′) besteht ausschliesslich aus Stabkranzfasern des Grosshirns, welche bis in die Brücke herabreichen; letzterer (‚5„5) aus Fasern der Brückenarme des Kleinhirns.

2. In der Querrichtung sind gleichfalls zwei Hauptabtheilungen zu unterscheiden:

a) Die vordere oder frontale Grosshirnrinden-Brückenbahn (5): Faserzüge von der Rinde des Stirnlappens zur Brücke, welche durch die vordere Abtheilung der inneren Kapsel und durch die vorderen Abschnitte der hinteren Abtheilung zum Grosshirnschenkelfuss gelangen, hier die innere Hälfte der „unteren Etage"[1] bilden und etwa $^2/_5$ des Gesammtquerschnittes vom Fuss einnehmen. Sie degeneriren, sobald sie unterbrochen werden, regelmässig absteigend, so dass sich ihr Ursprungsbezirk in der Grosshirnrinde mit Sicherheit feststellen lässt. Derselbe reicht darnach bis an den Sulcus praecentralis; sowohl aus dem „Fuss" der Stirnwindungen als aus den vorderen Abschnitten des Stirnhirns gelangen zahlreiche Fasern in die in Rede stehende Bahn. Da die Degeneration sich nach abwärts nur bis

[1] Arch. für Anat. u. Entw. A. A. 1881. S. 16.

zur Brücke verfolgen lässt,[1] so ist anzunehmen, dass besagte Fasern (alle?) hier mit den Zellen des Nucleus pontis sich verbinden. Dass sie Beziehungen zum Kleinhirn haben, erschliesse ich daraus, dass ich sie bei angeborenem totalen Kleinhirnmangel atrophisch fand (während die Brückenquerfasern völlig fehlten). Dass sie mit der Kleinhirnrinde in Verbindung treten, ist insofern höchst wahrscheinlich, als aus der Region des Nucleus pontis, in welcher sie verschwinden (medialventrale Zone), zahlreiche Fasern in die Brückenarme einstrahlen, welche besonders in die seitlichen und hinteren Abschnitte der Kleinhirnhemisphären gelangen. Ueberdies stimmen die letzteren und die frontalen Grosshirnrinden-Brückenbündel bezüglich des Entwickelungsganges (Zeit der Markumhüllung) überein.

b) Die hintere oder temporo-occipitale Grosshirnrinden-Brückenbahn, Faserzüge zwischen Brücke und Temporo-Occipitallappen (5'). Dieselben sind schon von Gratiolet durch Präparation (Abfaserung) dargestellt und besonders in den Schläfenlappen verfolgt worden. Auf Grund ihrer auffallend späten Entwickelung (Markumhüllung) lässt sich bei Neugeborenen, bez. nur wenige Monate alten Kindern ihr Verlauf bis in den Stabkranz genau verfolgen. Sie bilden im Grosshirnschenkelfuss das äusserste Viertel „der unteren Etage", so dass sie insgesammt etwa $^1/_5$ des Gesammtquerschnittes beanspruchen, also nur etwa halb so zahlreich sind, wie die vorderen Grosshirnrinden-Brückenfasern. Sie treten aus dem Grosshirnschenkel über in die basalen Theile der inneren Kapsel, wo sie dicht an der Basis des Linsenkernes gegen das Mark der Schläfen-Hinterhauptslappen verlaufen. Sie lassen in letzteren zunächst eine horizontale Richtung erkennen und entziehen sich dann der Verfolgung, indem sie, ihre Richtung ändernd, wie es scheint, meist basalwärts umbiegen. Ihr Verbreitungsbezirk in der Grosshirnrinde lässt sich nicht genau bestimmen, da sie niemals absteigend degeneriren. (Auch bei totaler Zerstörung des Stabkranzes in der Gegend seiner Einstrahlung zwischen und in die Grosshirnganglien fand ich sie intact, als einziges Ueberbleibsel des Grosshirnschenkelfusses, dessen übrige Faserzüge demnach sämmtlich absteigend degeneriren.) — Dass sie zum Theil bis in die Spitze der Schläfenlappen gelangen, schliesse ich aus entwickelungsgeschichtlichen Befunden (s. u.). —

---

[1] Dies gilt nur von den am ausgebildeten Organ zur Entwickelung gelangenden (echten) secundären Degenerationen. Bei congenitaler Verkümmerung einer Grosshirnhemisphäre hat man auch secundäre Atrophie der ungleichnamigen Kleinhirnhemisphäre nebst zugehörigem Brückenschenkel beobachtet. Genauer (als bisher) untersuchte Fälle dieser Art werden wohl Aufschlüsse über die Beziehungen der vorderen G. B. zum Kleinhirn geben und zwar muthmaasslich um so vollkommenere, je früher im Fötalleben der Grosshirndefect sich gebildet hat.

Die äusseren Fasern des Grosshirnschenkelfusses gelangen in der Brücke in die dorsallateralen Abschnitte des Nucleus pontis, von wo aus sich zu den Brückenschenkeln des Kleinhirns Faserzüge erheben, die meist der oberen Fläche des letzteren, insbesondere den der Mittellinie anliegenden Bezirken zustreben. Wenn es auch fraglich ist, dass gerade diese Brückenquerfasern die Fortsetzung der äusseren Bahnen des Fusses vom Grosshirnschenkel darstellen, so halte ich doch den Zusammenhang der hinteren Grosshirnrinden-Brückenbahn mit dem Kleinhirn deshalb für gesichert, weil ich diese Bahn bei dem Neugebornen mit totalem Kleinhirndefect nicht nachzuweisen vermochte. (Es degenerirt dieselbe demnach vielleicht (!) aufsteigend.)

Die gesammten Grosshirnrinden-, Brücken-, Kleinhirnrinden-Fasern umhüllen sich relativ sehr spät mit Markscheiden, und zwar erstere in dem Maasse später, als ihre Ursprungsbezirke näher der Spitze der Stirn- bez. Sphenoidallappen gelegen sind. Noch 3—4 Monate nach der Geburt findet man die hintere Grosshirnrinden-Brückenbahn und etwa die Hälfte der vorderen marklos. Erstere wird zu der Zeit markhaltig, wo auch in den vorderen Bezirken der Schläfenlappen die marklosen Bündel schwinden, was einigermaassen für einen Zusammenhang der hinteren Grosshirnrinden-Brückenbahn mit den vorderen Abschnitten des Schläfenlappens spricht (womit auch Gratiolet's Ergebnisse übereinkommen). Immerhin ist die Darstellung ihrer Ausbreitungsweise auf der Tafel von der Theilungsstelle an bis zur Grosshirnrinde als rein schematisch anzusehen.[1]

Anmerkungen: 1) Mit dem Nucleus pontis treten nicht in Verbindung die aus der Rinde der Parietallappen durch den Grosshirnschenkelfuss in die Brücke einstrahlenden verlängerten Stabkranzfasern, die „Pyramidenbahnen" (s. o.). Am unteren Brückenrand (obere Grenze der Oblongata) ist die Sonderung der drei die untere Etage des Grosshirnschenkelfusses zusammensetzenden, dem Frontal- Parietal- und Temporo-Occipital-Lappen entsprechenden Bündel vollendet, so dass von da aus nur Fasern aus der Scheitellappen-Rinde weiter nach abwärts ziehen.

2) Die hintere Grosshirnrinden-Brückenbahn ist nicht als Fortsetzung von Sinnes-Nerven (Acusticus, Haut-Sensibilität) zu betrachten. Es spricht

[1] Die von Aeby (Schema des Faserverlaufs u. s. w. 1883) angegebene Verlaufsweise der äusseren Bündel des Hirnschenkelfusses im Grosshirn ist zum Theil (Verlauf durch die innere Kapsel, Projection auf die Frontalebene) mit Sicherheit als unzutreffend, zum Theil als unerwiesen zu betrachten.

hiergegen vor allem der Zeitpunkt der Markumhüllung, welche an den centralen Bahnen der Sinnesnerven im Allgemeinen relativ früh eintritt, an dem fraglichen Bündel ganz besonders spät. Bei Kindern, welche schon nachweislich gut hören, ist letzteres noch marklos. Die klinischen Erfahrungen aber, welche als Belege für die Beziehungen der in Rede stehenden Bahn zu den Haut-Sinnen angeführt worden sind, widerlegen bei näherer Betrachtung gerade das, was sie beweisen sollen (s. o. S. 12.). Eher liesse sich daran denken, dass besagte Bündel irgend welche Gemeingefühle vermitteln; doch lässt sich vorläufig etwas Sicheres nicht angeben.

2. Streifenhügel-Brückensystem.

Aus dem Nucleus caudatus sowie dem äusseren Glied des Linsenkerns laufen Fasern (hellblau punktirt) in die innere Kapsel (erstere zum Theil durch den Linsenkern hindurch) und gelangen von da aus in den Grosshirnschenkelfuss, wo sie die „obere Etage" bilden und meistens zwischen die ventral-lateralen Fortsätze der Substantia nigra Soemmeringii eingelagert sind. Ob sie mit letzterer in Verbindung treten, kann ich nicht angeben; möglich ist es, da sich sonst für diese umfängliche graue Masse irgendwie ausgiebige Verbindungen nicht nachweisen lassen. Unterhalb der Substantia nigra gehen die Spuren der Streifenhügelbündel zum guten Theil verloren. Ein Theil dieser von Meynert als „Stratum intermedium" des Grosshirnschenkels bezeichneten Züge gelangt hinter die tiefen Brückenquerfasern, schliesst sich der Schleifenschicht ventral-medial an und verbindet sich vielleicht weiter nach abwärts mit dem Nucleus pontis und so durch Vermittelung der Brückenarme mit der Kleinhirnrinde (mediale Abschnitte? vergl. S. 43). Ein Theil könnte auch direct von der Substantia nigra S. aus in Querfasern der Brücke (Taenia pontis?) übergehen. — Die in Rede stehende Bahn wird relativ spät markhaltig, wie mir scheint, erst mehrere Monate nach der Geburt; demnach weit später, als die unten zu beschreibenden Bahnen, welche den Streifenhügel mit der Grosshirnschenkelhaube verknüpfen. Die Fasern der Streifenhügelbrückenbahn degeneriren beim Erwachsenen nur absteigend.

Anmerkung: Da die Rinde der Kleinhirnhemisphären durch zahlreiche Bogenfasern (5''') mit der Rinde des Wurms verknüpft ist, so ist letztere vielleicht als Mittelglied zwischen Fasersystemen einerseits der Brückenkerne, andererseits der Oblongata und des Rückenmarkes (Strickkörper s. u.) zu betrachten.

IV. Die Fasersysteme der Grosshirnschenkelhaube.

Ein Querschnitt durch die Fortsetzung des Grosshirnschenkels dicht unterhalb des unteren Vierhügels lässt folgende gesonderte Faserzüge in der Haubenregion erkennen:

1) Nach aussen hinten als mächtigste Bündel die Bindearme des Kleinhirns, welche nach vorn zu sich kreuzend in den centralen Theil der Haube eindringen (6).

2) Als ventrale Begrenzung der Haube: Haupttheil der „Schleife", die Schleifenschicht (Reichert, Forel — auf der Tafel direct bezeichnet). Nach innen lagern sich derselben weiter abwärts Faserbündel an, welche aus dem Grosshirnschenkelfuss zur Haube übertreten und sich theilweise zwischen Raphe und Schleifenschicht eindrängen — entsprechend der blaupunktirten Linie auf der Tafel (vgl. S. 19).

3) Die Längsfaserzüge der Formatio reticularis, dazu (virtuell) gehörig auch die untere Schleife aus dem unteren Vierhügel (9 ×).

4) Die hinteren Längsbündel (10, 3″ schwarz).

Diese Faserzüge stehen nach abwärts durch Vermittelung verschiedenartiger grauer Massen und zum Theil in äusserst complicirter, vorläufig nur hypothetisch darstellbarer Weise in Verbindung mit Systemen der weissen Rückenmarksubstanz, insbesondere mit den Hintersträngen, den Seitenstrangresten, den directen Kleinhirn-Seitenstrangbahnen und den Vorderstrang-Grundbündeln. Der Zusammenhang wird wahrscheinlich theilweise hergestellt durch Faserzüge des Corpus restiforme, weshalb der specielleren Betrachtung der Haubenbestandtheile eine Analyse der nur genannten Bündel des Rückenmarkes und der Oblongata vorauszugehen hat.

Die Bahnen der Grosshirnschenkelhaube haben allem Anscheine nach eine sehr verschiedenartige Bedeutung. Zum Theil stellen sie vielleicht relativ directe sensorische, zum Theil jedenfalls reflectorische Leitungen dar. Doch vermischen sich hier verschiedenartige Faserzüge vielfach so innig, dass vorläufig an eine systematische Darstellung nicht zu denken ist, vielmehr topographische Verhältnisse zur übersichtlichen Eintheilung herbeigezogen werden müssen.

Hinterstränge des Rückenmarks.

Die Hinterstränge des Rückenmarks sind auf der Tafel dargestellt durch zwei Linien, deren eine (3,) die zarten (oder Goll'schen Keil-) Stränge, deren andere (,7) die Burdach'schen Keilstränge (Hinterstrang-Grundbündel Flechsig) bezeichnet.

Die Fasern der Hinterstränge sind sämmtlich als Fortsetzungen hinterer Wurzeln zu betrachten, da sie bei Zerstörung der letzteren sämmtlich secundär degeneriren. Es ergiebt sich hierbei, dass die Fortsetzungen der in den tiefsten Abschnitten des Markes eintretenden Wurzeln im Halsmark gelegen sind in den Goll'schen Strängen, so dass die aus den unteren Extremitäten zum Gehirn ziehenden centripetalen Bahnen — soweit sie in den Hintersträngen verlaufen — ausschliesslich in den Goll'schen Strängen zu suchen sind. Ob den letzteren daneben eine specifische Funktion zukommt (Druck-Sinn?), muss vorläufig dahingestellt bleiben. Die Grundbündel enthalten besonders in den Anschwellungen zahlreiche Fasern, welche nach kürzerem oder längerem Verlaufe (auf- und abwärts) in die graue Substanz des Rückenmarkes eintreten. Doch führen sie auch Bahnen, welche zum Gehirn emporsteigen. Letztere stehen wohl zum guten Theil mit Nerven der oberen Extremitäten in Verbindung; überdies wachsen den Hintersträngen auch im Dorsalmark zahlreiche lange Fasern zu, welche im Halsmark das Grenzgebiet der Grundbündel gegen die Goll'schen Stränge einnehmen (Singer).

Am oberen Ende des Rückenmarkes treten die Fasern der Goll'schen wie der Burdach'schen Keilstränge ein in graue Massen: die „Kerne der zarten und Keilstränge" (dem äusseren Kniehöcker etc. analoge Bildungen?). Es muss dahin gestellt bleiben, ob alle bez. die Mehrzahl der Hinterstrangfasern sich mit den Zellen dieser Kerne verbinden. Der Einfachheit halber wird dies bei der folgenden Beschreibung angenommen.

a) Aus den Kernen der zarten Stränge ziehen Fasern nach vorn (3'''), welche vor dem Centralcanal eine der „unteren" Pyramidenkreuzung (aus den Seitensträngen) sich nach oben anlegende Kreuzung bilden: obere Pyramidenkreuzung. Die Fasern der letzteren setzen sich nach oben fort, wie es scheint wenigstens zum Theil ohne zunächst mit weiteren grauen Massen in Verbindung zu treten, zwischen die grossen Oliven bez. zwischen letztere und die „Pyramiden". Ein Theil (vergl. die punktirte rothe Linie) verbindet sich indess höchst wahrscheinlich mit der grossen Olive bez. mit der inneren Nebenolive der anderen Seite.

b) Aus den Kernen der Keilstränge gehen nach oben zu Fasern von verschiedener Verlaufsweise hervor.

α) Ein Theil legt sich ebenfalls nach vorhergehender Kreuzung zwischen die grossen Oliven und bildet mit den sub a) genannten die „Olivenzwischenschicht". Einzelne Bündel treten wohl zunächst mit den Zellen der gleichseitigen Oliven in Verbindung, insbesondere mit den inneren Abschnitten der oberen Blätter.

β) Ein zweiter Theil dringt in die Formatio reticularis derselben wie der gegenüberliegenden Seite ein. Dass dieselben in ihrer Gesammtheit (!) schliesslich noch zu den Oliven, bez. zur Olivenzwischenschicht gelangen, ist unwahrscheinlich.

Die Annahme, dass die Hinterstränge sich nach dem Grosshirn hauptsächlich durch Vermittelung der Olivenzwischenschicht (und durch die Längsfasern der Formatio reticularis?) fortsetzen, hat viel mehr für sich als jene, wonach die Hinterstränge ausschliesslich mit dem Kleinhirn in Verbindung treten. Entsprechend der sich allmählich von unten nach oben vollziehenden Erschöpfung der Hinterstränge nehmen die Längsfasern der Olivenzwischenschicht und ebenso jene der Formatio reticularis in derselben Richtung an Menge zu.

Anmerkung. Die Fasern der oberen Pyramidenkreuzung sondern sich von denen der unteren (aus den Seitensträngen) auf Grund ihrer Entwickelung (Markscheidenbildung) und ihres Verhaltens gegenüber den secundären Degenerationen ungemein scharf. Ich rechne deshalb die ersteren nicht mit zu den „Pyramiden" des verlängerten Markes, sondern zur Olivenzwischenschicht, innerhalb deren sie auch zum grössten Theil verlaufen.

Corpus restiforme.

Ich habe im Strickkörper unterschieden:

1) Die directe Kleinhirnseitenstrangbahn (8), welche den eigentlichen Kern des Strickkörpers bildet. Sie geht aus dem äusseren Abschnitt des Seitenstranges hervor und gelangt hierher aus den Ganglienzellen der gleichseitigen Clarke'schen Säule. Da in letztere gleichseitige hintere Wurzelfasern einstrahlen, so wird durch die directen Kleinhirnseitenstrangbahnen das Kleinhirn verbunden mit hinteren Wurzeln des Rumpfes (nicht der Extremitäten). Im Seitenstrang breitet sich die Kleinhirnseitenstrangbahn in individuell wechselnder Weise über einen grösseren oder kleineren Theil der äusseren Peripherie aus. Mitunter reichen ihre Bündel im Halsmark fast bis an die äussersten vorderen Wurzelfasern heran.[1] Ganz besonders zahlreich sind die aus den Clarke'schen Säulen in die directen Kleinhirn-

[1] Vergl. bez. des Verhaltens in verschiedenen Höhen des Rückenmarkes: Die Leitungsbahnen etc. S. 291 ff. — Arch. der Heilkunde Bd. XVIII. Taf. X. Fig. 1.

seitenstrangbahnen einstrahlenden Fasern im Bereiche des obersten Lumbal- und des unteren Dorsalmarks. — Die Kleinhirnseitenstrangbahn gelangt im Kleinhirn zunächst zur vordern Kreuzungscommissur des Wurms und von da aus in die Rinde des Mittelstücks. (Auf der Tafel ist die directe K. als in die seitlichen (nicht hinteren!) Partien des Wurms — Grenzgebiet von Wurm und Hemisphären — einstrahlend dargestellt.) Dieser Zusammenhang mit der Rinde des Kleinhirns wird dadurch nachweisbar, dass die Kleinhirnseitenstrangbahn zu den am frühesten sich mit Mark umhüllenden Bahnen des Kleinhirns gehört und schon gegen Ende des 7. Monats des Fötallebens als scharf abgegrenzter markweisser Strang im Kleinhirn verläuft. Aus dem Zusammenhang mit hinteren Wurzelfasern folgt, dass die Kl.-S. centripetal leitet, wofür auch die beim Erwachsenen ausschliesslich in aufsteigender Richtung erfolgende secundäre Degeneration spricht.

2) Fasern, welche zwischen Formatio reticularis des verlängerten Markes und Kleinhirn verlaufen (8,). Sie umgeben im Strickkörper die directe Kleinhirnseitenstrangbahn nach aussen, zugleich mit den unter 3) zu besprechenden Fasern. Ihre Endstätten im Kleinhirn lassen sich nicht mit Genauigkeit angeben; allem Anschein nach stehen sie mit der Rinde des Mittelstücks in Verbindung, vielleicht auch zum Theil mit den Nuclei dentati. Doch correspondirt in der Thierreihe nur der Wurm an Masse mit den in die Formatio reticularis eintretenden Bündeln (?). Auch ihre Beziehungen zur Formatio reticularis sind noch dunkel — doch scheinen sie insbesondere mit den Zellen der Seitenstrangkerne sich zu verbinden. (NB. Die hier in Rede stehenden Bestandtheile des Strickkörpers sind keinenfalls mit der „inneren Abtheilung" der Autoren zu identificiren.) Insofern die Formatio reticularis in ausgiebiger Verbindung mit den Seitensträngen des Rückenmarkes steht, verdienen die Fasern sub 2) die Bezeichnung „Indirecte Kleinhirn-Seitenstrangbahn". Ihre Leitungsrichtung ist vielleicht jener der directen K. entgegengesetzt.

3) Fasern von den grossen Oliven zum Kleinhirn (6'). Der innige Zusammenhang der grossen Oliven mit dem Kleinhirn wird zweifellos nachgewiesen durch die Thatsache, dass die ersteren bei congenitaler Atrophie des Kleinhirns regelmässig atrophisch gefunden werden. In dem von mir untersuchten Falle waren nur in einem ganz beschränkten, den inneren Abschnitten der dorsalen Blätter entsprechenden Theile der Oliven (nach welchen besonders Fasern aus den Hintersträngen ziehen) Ganglienzellen nachweisbar. Zu welchen Theilen des Kleinhirns die Fasern aus den grossen Oliven gelangen, hat sich noch nicht genau feststellen lassen. Die Beobachtung der Markscheidenbildung macht es wahrscheinlich, dass sie entweder mit der Rinde des Mittelstücks oder mit den Nuclei dentati zusammenhängen,

in deren „Vliess“ sie zum Theil übergehen. Da die Grösse der Oliven in der Thierreihe wohl entsprechend jener der Nuclei dentati, nicht aber des Wurms variirt, so ist die Verknüpfung der Oliven mit den gezahnten Kernen wahrscheinlicher und deshalb auf dem Plan dargestellt. Indess könnte die Correspondenz in den Volumverhältnissen auch auf einem Zusammenhange beider mit einem dritten Gebilde beruhen, dessen Massenentwickelung die Grösse sowohl der Nuclei dentati, als der grossen Oliven bestimmt (Linsenkern, Kleinhirnrinde?). Dass die g. O. wenigstens indirect auch mit der Kleinhirnrinde zusammenhängen, ist höchst wahrscheinlich. Die Verbindung der Strickkörper mit den grossen Oliven ist eine gekreuzte, so dass die entsprechenden Fasern des linken Corpus restiforme mit den Zellen der rechtsseitigen Olive zusammenhängen. Dass die grossen Oliven Knotenpunkte darstellen, in welchen Fortsetzungen von Fasern der Hinterstränge einer-, des Kleinhirns andererseits zusammentreffen, ist wahrscheinlich. Indess ist hier noch vieles dunkel — insbesondere auch, ob Fasern der Goll'schen oder Burdach'schen Keilstränge oder beider mit dem Strickkörper in Verbindung treten u. dergl. m. — Im Ganzen ist die auf der Tafel gegebene Darstellung der Verbindungen des Kleinhirns mit der Oblongata (8, und 6′) nicht mit Sicherheit als treffender, insbesondere erschöpfender Ausdruck der thatsächlichen Verhältnisse zu betrachten.

Bindearme des Kleinhirns (6).

Dieselben gehen mit dem weitaus grössten Theile ihrer Fasern hervor aus den Nuclei dentati cerebelli und hängen nach oben wenigstens zum Theil zusammen mit den Zellen der rothen Kerne der Haube. Letzteres wird dadurch bewiesen, dass die rothen Kerne total zu Grunde gehen, sobald die Bindearme zerstört werden (s. u. S. 25). Hiermit sind im Grunde genommen die gesicherten Aufschlüsse erschöpft. Es fragt sich:

1) Mit welchen Faserzügen stehen die Zellen der Nuclei dentati in Verbindung? Man könnte denken an:

a) Fasern aus der Kleinhirnrinde. Auf dem Schema ist dieser Möglichkeit Rechnung getragen, indem sowohl von der Rinde des Wurms ($8_{,,}$) als der Hemisphären (5″) Fasern gegen den Nucleus dentatus verlaufen. Erstere könnten diesen Kern mit Rindentheilen verknüpfen, in welchen die Fasern der directen Kleinhirnseitenstrangbahnen, sowie der übrigen Systeme des Strickkörpers etc. vorläufig enden.

b) Fasern des Strickkörpers. Nach dem früher Erwähnten würde hier vor allem an Fasern zu denken sein, welche mit den grossen Oliven in Verbindung stehen (Hinterstrangfortsetzungen?).

2) Gesellen sich den Fasern der Bindearme aus den Zellen der Nuclei dentati Fasern bei, welche nicht mit diesen Zellen zusammenhängen? Hier kommen dieselben Faserzüge wie sub 1) in Betracht. Etwas Bestimmtes lässt sich nicht angeben, da die zuverlässigen Unternehmungsmethoden auf die vorliegende Frage noch nicht angewandt worden sind. Unwahrscheinlich ist es jedenfalls, dass sich zahlreiche Fasern aus den seitlichen und hinteren Abschnitten der Kleinhirnhemisphären direct den Bindearmen beimischen, da letztere bereits Monate lang vollständig markhaltig ererscheinen, bevor in den seitlichen und hinteren Abschnitten der Kleinhirnhemisphären markhaltige Fasern sich nachweisen lassen. Doch können sehr wohl aus der Rinde des Grenzgebietes von Wurm und Hemisphären sich Fasern direct den Bindearmen zugesellen, da die Markumhüllung an beiden etwa gleichzeitig beginnt. Fraglich erscheint mir auch die Existenz directer Verbindungen der Bindearme mit Theilen des VIII., Trigeminus und anderer sensorischen Hirnnerven — doch sind indirecte (durch Vermittelung der Dachkerne?) wohl denkbar.

Nach oben treten die Bindearme, wie bereits erwähnt, in Verbindung mit den Zellen der rothen Kerne der Haube. In dem Falle von angeborenem Mangel des Kleinhirns fehlen, wie die Bindearme, so auch die rothen Kerne vollständig. Doch ist es fraglich, ob alle Bindearmfasern sich mit Zellen dieser Kerne verbinden. Ein beträchtlicher Theil berührt sich, wie es scheint, mit den Zellen gar nicht, insbesondere diejenigen, welche den dorsalen Abschnitt der Markkapsel des rothen Kerns bilden. (Dieser dorsale Abschnitt der Markkapsel fehlt in dem Falle von Kleinhirndefect vollständig; es ist hier nur der seitliche Theil der Kapsel vorhanden, welcher von Fasern der Schleifenschicht gebildet wird [s. u.].) Noch im Bereich des rothen Kernes trennen sich die Fortsetzungen der vom Bindearm zugeführten Bündel in zwei rechtwinkelig auseinander weichende Bahnen, erstens eine nach vorn aussen zur „Linsenkernschlinge“ ziehende, zweitens eine nach aussen hinten verlaufende, welche zum Theil in die basalen Abschnitte des Sehhügels eintritt, zum Theil direct in die innere Kapsel einstrahlt; die letzteren Fasern gehen direct in den Stabkranz über und bilden den mächtigsten Bestandtheil der „Haubenstrahlung“. Fraglich ist es, ob nicht schliesslich auch die zunächst in den Sehhügel eintretenden Fasern sich der Haubenstrahlung beigesellen, ferner in welchem Mengenverhältnisse sich die directen bez. indirecten Fortsetzungen der Bindearmfasern auf Linsenkernschlinge, Thalamus und Haubenstrahlung vertheilen.

Schleifenschicht.

Der Haupttheil der Schleife, die Schleifenschicht, geht (nach abwärts) aus der Olivenzwischenschicht hervor, also aus Fortsetzungen der Hinterstränge, nicht aber aus solchen der Vorderstranggrundbündel und Seitenstrangreste, welche höchstens ganz vereinzelte Fasern an die Schleifenschicht abgeben könnten. Er lässt sich ebenso wie die Olivenzwischenschicht entwickelungsgeschichtlich, wie auf Grund der secundären Degenerationen zerlegen in zwei Fasersysteme:

1) Ein grösseres, mehr als $^2/_3$ der Schleifenschicht umfassendes, welches absteigend degenerirt. Dasselbe geht hervor aus demjenigen Theile der Olivenzwischenschicht, welcher den grossen Oliven unmittelbar anliegt, und hat mit der oberen Pyramidenkreuzung keinen (?) Zusammenhang. Es ist möglich, dass diese Fasern mit Zellen der grossen Oliven (auch mit den Kernen der Keil- und zarten Stränge?) zusammenhängen (auf der Tafel verläuft dieser Theil der Schleifenschicht inmitten der grossen Oliven).

2) Ein kleineres (etwa $^1/_3$ des Gesammtquerschnitts der Schleifenschicht betragendes) System, welches nach abwärts mit der oberen Pyramidenkreuzung zusammenhängt. Diese Fasern degeneriren nicht auf längere Strecken absteigend. Ich fand sie in einem Falle von totaler Zerstörung des Grosshirnschenkels (einschliesslich der Vierhügel) intact.[1]

Entsprechend der doppelten Zusammensetzung in den unteren Abschnitten ihres Verlaufes spaltet sich die Schleifenschicht im Grosshirnschenkel, etwas nach abwärts vom rothen Kern in zwei Züge, von denen der eine wiederum etwa ein, der andere etwa zwei Drittel der Fasern führt.

1) Der Haupttheil, den ich nach wie vor Schleifenschicht nennen will, legt sich dem rothen Kern nach aussen an, nimmt Fasern aus demselben auf und zieht (7) nach vorn aussen, rechtwinklig zur Haubenstrahlung, zumeist über dem Luys'schen Körper zum Theil durch (?) denselben hindurchsetzend in die innere Kapsel und von da in das 1. Glied des Linsenkerns, zum Theil auch vor dem Hirnschenkel vorbei an die Basis des Nucleus lentiformis: Linsenkernschlinge. Dass Fasern der Schleife in die letztere übergehen, lässt sich beim Neugeborenen bez. älteren Föten überzeugend wahrnehmen; die L.-Schlinge erhält relativ sehr frühzeitig Markscheiden, annähernd gleichzeitig mit der Haubenstrahlung (s. u. S. 31), mehr als einen Monat vor der Geburt, vielleicht zuerst von allen Faserzügen der Grosshirnhemisphären.

---

[1] In meiner ersten Mittheilung über diesen Fall von Degeneration (Aplasie?) der Schleifenschicht in Folge von totaler Zerstörung des Grosshirnschenkels im Fötalleben (Die Leitungsbahnen u. s. w. S. 121) findet sich ein Irrthum, insofern als angegeben ist, dass die Schleife auf zwei — anstatt ein Drittel — ihres Normalquerschnittes reducirt war.

2) Der kleinere Theil der Schleifenschicht (3') steigt im Bereich des rothen Kernes nach hinten empor, und zieht zunächst zur Gegend des Armes des unteren Vierhügels (rechts neben IV); ich bezeichne ihn als obere Schleife. Da dieselbe ohne auffällige Querschnittsverminderung bis zu Ebenen oberhalb des Vierhügels zu verfolgen ist, so halte ich wie Forel eine ausgiebigere Verbindung mit letzterem für durchaus unwahrscheinlich. Aus der Gegend, wo obere Schleife, Arm des unteren Vierhügels und Fasern aus dem tiefliegenden Mark des oberen zusammentreffen, gelangen Faserzüge direct unter dem Pulvinar zum hintersten Theile der inneren Kapsel und somit zu den hinteren Abschnitten der Haubenstrahlung. Es ist demnach möglich, wenn auch nicht stricte nachweisbar, dass Fasern der Hinterstränge (obere Pyramidenkreuzung) auf dem Wege der Schleifenschicht und oberen Schleife in das Carrefour sensitif gelangen.[1]

Hintere Längsbündel.

Es ist nur der oberste Abschnitt der hinteren Längsbündel dargestellt; in Wirklichkeit erstrecken sie sich durch die ganze Oblongata hindurch bis in die Vorderstranggrundbündel, d. h. die nach Abzug der Pyramidenvorderstrangbahnen übrig bleibenden Theile der Vorderstränge des Rückenmarkes. Es sind (wie die Bestandtheile der Vorderstranggrundbündel) meist Fasern von kurzem Verlauf. Zwischen den Einstrahlungsgebieten der Abducens- und Oculomotoriuswurzeln zeigen die Bündel einen besonders starken Querschnitt, indem hier Wurzelfasern sämmtlicher motorischer Augennerven in sie eintreten (weshalb sie zahlreiche starke Nervenröhren enthalten); die nicht in letztere verfolgbaren starken Fasern der h. Längsbündel verlieren sich zwischen den Ganglienzellen der Kerne des III., IV. und VI. Hirnnerven. Es ist so die Möglichkeit gegeben, dass Fasern des N. abducens aus den Oculomotorius-Kernen, Fasern des Oculomotorius aus den Abducens-Kernen (unter partieller Kreuzung) hervorgehen. Zum Theil dienen aber die Fasern der h. L. wohl der Verknüpfung der genannten Nervenkerne untereinander. (Wenn die Tafel ausschliesslich letzteres Verhalten darstellt, so geschieht dies lediglich, um die Zusammensetzung der hinteren L. aus kurzen Fasern möglichst deutlich hervorzuheben.) Oberhalb der obersten Oculomotorius-Wurzeln sind

---

[1] Nach Forel geht ein Theil der Schleifenschicht in den „Pedunculus corporis mammillaris“ — Fasern zwischen lateralem Kern des Corpus mammillare und Haube (von Gudden) — über. Nach Ganser verläuft indess der genannte Pedunculus zwischen Substantia nigra S. und Corpus mammillare. In Ermangelung eigener Erfahrungen vermag ich gegenüber dieser Controverse nicht Stellung zu nehmen und habe deshalb auf dem Plan den Pedunculus corporis mammillaris nicht berücksichtigt.

mit den hinteren Längsbündeln zusammenhängende starke Fasern nicht mehr in irgend erheblicher Zahl nachweisbar; wohl aber ziehen weiter nach oben, mit jenen in tieferen Ebenen sich mischende feinere Fasern, welche in dem centralen Höhlengrau des 3. Ventrikels verschwinden (3′ schwarz). Die h. L. erhalten zuerst von allen Faserzügen des Gehirns, gegen die Mitte des Foetallebens Markscheiden, gleichzeitig mit den Vorderstrang-Grundbündeln des Rückenmarkes.

Längsfaserzüge der Formatio reticularis.

Die Längsfaserzüge der Formatio reticularis gehen zum Theil hervor aus den Seitensträngen des Rückenmarks und zwar aus denjenigen Bezirken, die ich als Seitenstrangreste (9) bezeichnet habe; ein kleiner Theil zieht vielleicht aus den Vorderstranggrundbündeln herauf.

Unter den Seitenstrangresten[1] verstehe ich den nach Abzug der Pyramiden- und directen Kleinhirn-Seitenstrangbahnen übrig bleibenden Theil der Seitenstränge, d. i. im Wesentlichen die vordere Hälfte (vordere gemischte Seitenstrangzone) und ein der grauen Substanz insbesondere entsprechend dem Winkel zwischen Vorder- und Hinterhörnern anliegendes Gebiet (seitliche Grenzschicht der grauen Substanz). Die Fasern dieser Felder sind wahrscheinlich gemischter Natur, einestheils Fortsetzungen hinterer Wurzeln (9′ braun), welche besonders (fraglich, ob nach vorheriger Verbindung mit Ganglienzellen) in die „seitliche Grenzschicht der grauen Substanz“ einstrahlen, anderntheils (9′) (directe? und) indirecte Fortsetzungen vorderer Wurzelfasern (9″), welche aus den die Zellengruppen der Vorderhörner besonders auch die Tractus intermedio-laterales umgebenden Nervenfasergeflechten hervorgehen; letztere finden sich besonders in der „vorderen gemischten Seitenstrangzone“.

Die Fasern der Seitenstrangreste treten in der Formatio reticularis wahrscheinlich zum Theil in Verbindung mit den Ganglienzellen, den isolirt auftretenden sowohl wie den zu grösseren Gruppen (Seitenstrangkerne, Nester etc.) geordneten. Sie werden verstärkt durch Züge aus andern Regionen, insbesondere aus den Hintersträngen und mischen sich mit den aus dem Kleinhirn (Strickkörper) in die Formatio reticularis eintretenden Zügen (8,). Allem Anschein nach steht die Formatio reticularis auch in Beziehung zu den sensiblen und motorischen Nerven, bez. Nervenkernen in Oblongata, Brücke und Grosshirnschenkel.[2] Vom oberen Rande der Oblongata an nimmt die Zahl der Längsfasern der Formatio reticularis

[1] Vgl. die Leitungsbahnen etc. S. 299.

[2] Auf der Tafel nicht gezeichnet; man denke sich aus dem Abducenskern (VI) Fasern in der Richtung der Querlinien in die Formatio reticularis eintreten.

wieder ab, bis (vgl. S. 14) schliesslich oberhalb des oberen Vierhügelpaares überhaupt nicht mehr entsprechende Fasern nachzuweisen sind. Sie schlagen meist schon vorher eine andere Richtung ein; und es lassen sich etwa vier Endigungs-, bez. Ursprungsweisen derselben unterscheiden (die Leitungsrichtung muss dahingestellt bleiben).

a) Bereits früher wurden erwähnt Bahnen des Sehhügelsystems, (Vicq d'Azyr'sches und Meynert'sches Bündel), deren Fortsetzung in der Formatio reticularis zu suchen sein würde, sofern sie sich überhaupt so weit nach abwärts erstrecken. Diese Verbindungen sind also hypothetisch.

b) Schon bei Erwähnung des Meynert'schen Bündels wurde hervorgehoben, dass dasselbe zum Theil aus Fasern besteht, welche aus dem centralen Höhlengrau um den 3. Ventrikel hervorgehen. Es scheint, dass alle Faserzüge, welche jenes centrale Höhlengrau mit tieferen Abschnitten des Medullarrohres verbinden, in die Grosshirnschenkelhaube eintreten, wo sie zum grössten Theil in der Formatio reticularis, zum Theil vielleicht auch in den hinteren Längsbündeln gesucht werden müssen. (Erklärt sich hieraus, dass Reize, welche das centrale Höhlengrau um den 3. Ventrikel treffen, auf die in der Formatio reticularis gelegenen wichtigen Centralapparate z. B. das Athmungscentrum einwirken?)

c) Weit ausgiebiger als mit den vorgenannten grauen Massen sind die Verbindungen der Formatio reticularis mit den Vierhügeln.

α) Dieselben sind gegeben einmal in der unteren Schleife. Aus dem unteren Vierhügel hervorgehend (9×) legen sich deren Fasern zunächst der Schleifenschicht nach aussen an, schicken aber noch im Bereich der Vierhügel Fasern in die Formatio reticularis. In tieferen Ebenen lässt sich die untere Schleife bis zur oberen Olive, bez. zum Corpus trapezoideum verfolgen. Fraglich ist es mir, ob ein Theil ihrer Fasern noch weiter nach abwärts gelangt und etwa nach hinten aussen von den grossen Oliven nach abwärts zu den Seitenstrangresten (Grenze gegen die Vorderstranggrundbündel?) zieht. Weiter als in das obere Halsmark würden aber — nach den Ergebnissen der Entwickelungsgeschichte — auch diese Fasern nicht nach abwärts reichen.

β) Die Fasern aus dem oberen Vierhügel zur Formatio reticularis (obere Schleife anderer Autoren) gehen aus dem tief liegenden Mark des Vierhügels hervor und breiten sich (zwischen III und IV auf der Tafel, roth punktirt) über den ganzen Querschnitt der Formatio reticularis aus; zum Theil lagern sie sich der Schleifenschicht und oberen Schleife unmittelbar an, sodass sie in diese Bündel überzugehen scheinen. Da überhaupt eine scharfe Grenze zwischen Formatio reticularis und Schleifenschicht nicht besteht (Henle bezeichnet letztere als vorderen weissen Saum der reticulären Substanz), so ist es rein willkürlich, ob man gewisse Fasern aus dem oberen Vierhügel zur Schleife oder zur Formatio reticularis rechnet. Betonen möchte ich indess, dass der eigentliche compacte Theil der Schleifenschicht relativ wenige Vierhügelfasern aufnehmen dürfte. Ein Theil der Fasern von dem oberen Vierhügel zur Formatio reticularis gelangt nach vorheriger Kreuzung in der Raphe („fontaineartige Haubenkreuzung") ventralwärts bis an die Dorsalfläche der Schleifenschicht. Ob die gekreuzten und ungekreuzten Fasern eine verschiedene Bedeutung haben, ist vorläufig unentscheidbar. — Da nach oben vom oberen Vierhügel Längsfasern der Formatio reticularis sich nicht mit Sicherheit verfolgen lassen, so könnte es scheinen, als ständen dieselben (Reflexbahnen?) überhaupt nicht mit dem Stabkranz beziehentlich der Grosshirnrinde in Verbindung. Indess ist dies wohl möglich und zwar durch Vermittelung des centralen Markes des oberen Vierhügels. Die Fasern desselben hängen einestheils mit den Fasern zwischen Vierhügel und Formatio reticularis, anderntheils wie aus den Versuchen von Ganser[1] hervorgeht, zum Theil mit der Grosshirnrinde zusammen, indem sie zunächst in die innere Kapsel (beim Menschen zwischen Pyramidenbahn und äusserem Kniehöcker) eintreten. Auch die aus dem untern Vierhügel in dessen Bindearmen (rechts neben IV) nach oben ziehenden Fasern gelangen wohl zum Theil (vgl. S. 30) in den Fuss des Stabkranzes; wie es scheint, etwas näher den äusseren Fasern des Hirnschenkelfusses, der hinteren Grosshirnrinden-Brückenbahn. — Dass die Vierhügelfasern theilweise auch mit den Sehhügeln in Verbindung treten, ist möglich, vorläufig indess nicht nachweisbar.

Unter den vorstehend mitgetheilten Verlaufsverhältnissen der Haubenbahnen erscheint besonders eines beachtenswerth: In der Gegend des rothen Kerns theilen sich die zwei mächtigsten Bündel der Haube je in zwei[2] Abtheilungen; je eines der aus Bindearm und Schleifenschicht hervorgehenden Theilsysteme legen sich zusammen, so dass zwei neue Strang-Paare entstehen, deren eines — die Linsenkernschlinge — zum Linsenkern, deren anderes — die Haubenstrahlung — zu der Scheitellappenrinde zieht. Es tritt hiermit der Linsenkern in ein Parallelverhältniss zu diesem Rindentheil. Da die erstgenannten Bündel nach abwärts mit Faserzügen in Verbindung treten, in welchen man centrale Bahnen hinterer

[1] Exstirpation der Grosshirnlappen am neugeborenen Thier hat secundäre Degeneration der tieferen Schichten des centralen Markes (mittleres M. Ganser) — Exstirpation eines Auges Atrophie des Stratum zonale, des oberflächlichen Grau und der oberflächlichen Lagen des centralen Markes (oberflächliches M. Ganser) zur Folge.

[2] Oder drei: Linsenkern, Thalamus und Scheitellappenrinde?

Wurzeln zu erblicken hat, so gewinnt es den Anschein, dass wenigstens gewisse Kategorien der letzteren sich mit ihren Fortsetzungen auf die Bahnen zum Linsenkern und zur Scheitellappenrinde vertheilen, so dass ein und derselbe periphere Reiz gleichzeitig beide graue Massen in den (nur in der Rinde mit Bewusstsein verknüpften?) thätigen Zustand überzuführen vermag.

Haubenstrahlung.

Es ist oben als wahrscheinlich hingestellt worden, dass in derselben die Bahnen der Hautsensibilität enthalten sind; zweifellos ist indess nur, dass die letzteren in der Gegend der Haubenstrahlung verlaufen. Wie immer man sich im Speciellen die Fortsetzungen der Hinterstränge und Seitenstrangreste, in welchen ja wohl ohne Zweifel wenigstens Theile jener sensiblen Bahnen gegeben sind, vorstellen möge — sie gelangen auf jeden Fall in die Haube des Grosshirnschenkels. Die Haubenstrahlung, sofern man hierunter ausschliesslich die direct aus Haubentheilen in den Stabkranz übergehenden Faserzüge versteht (Haubenstrahlung im engeren Sinne = Fasern der oberen Schleife(?) und der Bindearme), wird begleitet von Faserzügen, welche den Vierhügel mit der Rinde verbinden (Vierhügelstrahlung) und Bahnen, welche aus der Gegend des rothen Kernes in den Sehhügel und von da aus vielleicht nach Unterbrechung durch graue Substanz in den Stabkranz des Scheitellappens sich fortsetzen. Das so entstehende mächtige Faserbündel des Stabkranzes (das man Haubenstrahlung im weiteren Sinne nennen könnte) enthält ohne Zweifel die Bahnen nicht nur der Haut- (und Muskel-?) Sensibilität, sondern auch der Acustici und der Geschmacksnerven. Die Haubenstrahlung im weiteren Sinne stellt den Hauptbestandtheil des „Carrefour sensitif“ dar. Zu derselben gehörige Fasern bilden den am frühesten (mindestens 1 Monat vor der Geburt) sich mit Mark umhüllenden Theil des Stabkranzes.

Linsenkernschlinge.

Ich fasse unter dieser Bezeichnung ausser dem bereits von früheren Autoren darunter begriffenen, scharf abgegrenzten Faserzug zusammen sämmtliche sich frühzeitig mit Mark umhüllende Fasern, welche aus der Grosshirnschenkelhaube quer durch die innere Kapsel zu dem Linsenkern ziehen (7). Die Linsenkernschlinge in diesem Sinn enthält nach dem Vorstehenden zwei Arten von Fasern, erstens aus der Schleife, zweitens aus dem rothen Kern. Die Letzteren treten aus dem rothen Kern besonders an der dorsalen und wie es scheint zum Theil auch an der dorsal-medialen Peripherie aus, also in der Nähe des hinteren

Längsbündels. (Die Zeichnung giebt dieses Verhalten der Uebersichtlichkeit wegen nicht correct wieder. Es müssten streng genommen die Fasern vom rothen Kern zur Linsenkernschlinge aus der Gegend von 3′ nach aussen ziehen, die Schleifenfasern aber in der Richtung der grün punktirten Linie die Aussenfläche des rothen Kerns passiren.) Bei dem Neugebornen mit totalem Kleinhirnmangel waren nur die Fasern von der Linsenkernschlinge zur Schleife vorhanden, die zum rothen Kern fehlten mit letzterem. Hier liess sich der Uebergang von Schleifenfasern in die Linsenkernschlinge deshalb besonders klar erkennen, weil das in der Norm durch Zusammenfluss von Bindearmen, Schleife und hinteren Längsbündeln entstehende unauflösbare Fasergewirr in Folge des Ausfalls der ersteren sehr vereinfacht erschien. Das Mengenverhältniss der aus der Schleife einerseits, den Bindearmen bez. dem rothen Kerne andrerseits in die Linsenkernschlinge übergehenden Fasern vermag ich nicht anzugeben. Jedenfalls sind die Fasern der Linsenkernschlinge so zahlreich, dass zwar der Bindearm, nicht aber die Schleifenschicht allein hinreichen würde, um sie alle in sich zu vereinigen. Ein Theil der Linsenkernschlingen-Fasern scheint gekreuzt in die Haubenregion überzugehen. Es lassen sich Fasern nachweisen, die aus dem Linsenkern zunächst durch die innere Kapsel hindurch gegen den Trichter gelangen, sich hier kreuzen und dann emporsteigen zum dorsal-medialen Rande des rothen Kernes der anderen Seite (Schnopfhagen). Scheinbar gehen diese Fasern in die hinteren Längsbündel über, welche indess weder Beziehungen zum Linsenkern noch zu den sensorischen Bahnen der Haube besitzen.

C. Allgemeines.

I. Grosshirnlappen.

Mit Rücksicht auf die im Vorstehenden dargelegten Besonderheiten, welche die verschiedenen Grosshirnrindenbezirke in ihren Beziehungen zu anderen centralen grauen Massen bez. zu peripheren Endorganen darbieten, lassen sich die „ringförmigen Lappen“ (die Grosshirnlappen minus Insel) in drei[1] grosse, offenbar functionell differente Bezirke theilen, welche, soweit sie der Schädelkapsel anliegen, in ihrer Flächenausdehnung annähernd übereinzukommen scheinen mit den hauptsächlich das Schädeldach zusammensetzenden Knochen, dem Stirnbein, den Parietalbeinen und den Schläfenschuppen. Ich bezeichne jene Rindenbezirke kurz als Frontalzone, Parietalzone und Temporo-Occipitalzone (genauer Spheno-T.-O.-Zone).

1) Die Parietalzone, weitaus die umfänglichste, enthält einestheils die Ursprünge der directen motorischen Leitungen und Endstationen aller (?) oder der meisten Sinnesnerven — sie lässt sich deshalb auch als „sensorisch-motorische Grosshirnrinden-Zone“ bezeichnen. Ihre Grenzen lassen sich vorläufig nur zum Theil genau angeben. Am besten bekannt ist:

a) die vordere Grenze gegen das Stirnhirn; dieselbe wird gebildet durch den vorderen Rand der Ursprungs-Zone directer motorischer Leitungen, welcher annähernd dem Sulcus praecentralis entspricht und demnach nahe der Sutura coronalis verläuft;

b) die mediale Grenze liegt zweifellos senkrecht unter der Sutura sagittalis; wahrscheinlich (?) entsprechend dem Sulcus calloso-marginalis;

c) die hintere Grenze wird gebildet durch den hinteren Rand der Sehsphäre. Derselbe steht noch nicht genau fest. Im Allgemeinen gewinnt man indess aus den vorliegenden klinischen Beobachtungen den Eindruck[2], dass (beim Menschen!) die Spitze des Hinterhauptslappens

---

[1] Sofern (s. u.) dem Gyrus fornicatus eine Sonderstellung zukommen sollte, würden vier functionell differente Zonen zu unterscheiden sein.

[2] Vergl. die Darstellung der Sehsphären bei Exner: Funktionen der Grosshirnrinde u. s. w.

nicht zu der Sehsphäre gehört, dass vielmehr die Grenze oberhalb der Fissura calcarina im Cuneus zu suchen ist. Erwägt man, dass auch die Parietalbeine die Spitze der „Hinterhauptslappen" unbedeckt lassen, und dass die Sutura lambdoidea meist etwas unterhalb der Fissura parieto-occipitalis über die Aussenfläche[1] des Gehirns verläuft, so ist es als möglich zu betrachten, dass auch zur hinteren Grenze der sensorisch-motorischen Zone eine Naht, die Sutura lambdoidea in Beziehung steht;[2]

d) von der äusseren Grenze der sensorisch-motorischen Zone ist genau bekannt nur der vorderste Abschnitt. Derselbe fällt genau mit der vorderen Hälfte des horizontalen Astes der Fossa Sylvii zusammen, welche hier die unteren Enden der Centralwindungen vom Schläfenlappen (also zweifellos functionell durchaus differente Gebiete) trennt. Da nun der vordere Abschnitt des horizontalen Astes der Fossa Sylvii sich in der Regel deckt mit dem vorderen horizontalen Abschnitt der Sutura squamosa, so entspricht auch nach aussen vorn der Grenze der sensorisch-motorischen Zone eine Naht, also Knochengrenze.

Nach hinten von der Mitte des horizontalen Astes der Fossa Sylvii geht die äussere Grenze der sensorisch-motorischen Zone für den Nachweis verloren. Macht man die (in Anbetracht des auffälligen Zusammentreffens an den bereits erwähnten Orten) nicht ganz unwahrscheinliche Voraussetzung, dass auch die mittleren und hinteren Abschnitte der äusseren Grenze der sensorisch-motorischen Zone Knochenrändern nahe liegen, so würden hier nur der hintere Abschnitt der Sutura squamosa und die Sutura mastoidea[3] in Betracht kommen können; es würde sich dann jene Grenzlinie von der Mitte des horizontalen Astes der Fossa Sylvii an, die erste und zweite Schläfenfurche annähernd senkrecht schneidend, gegen die Basis des Hinterhauptsschläfenlappens herabsenken und letztere etwas hinter der Mitte zwischen Hinterhaupts- und Schläfenlappenspitze erreichen. Es würden unter dieser Voraussetzung auch das gesammte Scheitelhöckerläppchen und die hintersten Abschnitte sämmtlicher drei Schläfenwindungen zu der sensorisch-motorischen Zone gehören. Hierfür sprechen nun in der That sowohl klinische Beobachtungen am Menschen,[4] als experimentelle Ergebnisse bei Thieren und

---

[1] Entsprechend der Mittellinie nähert sich die Sutura lambdoidea bis auf eine geringe — individuell wechselnde — Entfernung der Fissura parieto-occipitalis, also der vorderen (?) Grenze der Sehsphäre (s. u.).

[2] Beim Hund und Affen liegt, nach den experimentellen Ergebnissen zu schliessen, sicher die gesammte Sehsphäre unter dem Scheitelbein, also in der „Parietalzone".

[3] Dieser Naht entspricht am Gehirn ein Theil der vom Tentorium ausgefüllten Spalte zwischen Hinterhaupts-Schläfenlappen und Cerebellum.

[4] Auf der von Exner (a. a. O. Tafel III) mit Hülfe der „Methode der negativen Fälle" gegebenen Darstellung der Grenzen zwischen den latenten (d. h. bei Zerstörung

nicht minder gewisse allgemeine Erwägungen. Zunächst ist hier darauf hinzuweisen, dass in die Parietalzone nicht nur die Endausbreitungen der sensiblen Hautnerven und der optischen Bahnen fallen, sondern wahrscheinlich auch jene des Acusticus und der Geschmacksnerven, vielleicht auch von Abzweigungen der Geruchsnerven. Es lässt sich dies daraus erschliessen, dass Herderkrankungen im Bereich des „Carrefour sensitif" nicht nur mit cutaner Hemianästhesie und Hemianopsie, sondern auch mit (gekreuzter) Taubheit und Abstumpfung der Geruchs- und Geschmacksempfindungen einhergehen. Insofern für die aus der inneren Kapsel austretenden Stabkranzfasern im Allgemeinen das Gesetz gilt, dass neben einander gelegene Bündel in möglichst directem Verlauf einander benachbarten Rindenbezirken zustreben, ist es zum mindesten wahrscheinlich, dass auch die centralen Leitungen der Geruchs-, Geschmacks- und Gehörnerven in der Nähe der cutanen und optischen Gebiete die Rinden gewinnen. Speciell bezüglich der Gehörnerven liegen nun in der That Erfahrungen vor, welche es wahrscheinlich machen, dass dieselben zu den hinteren Abschnitten der Schläfenlappenrinde bez. zu dem Grenzgebiet von „Scheitel-" und „Schläfenlappen" in Beziehung stehen.

Es lässt sich so die Hypothese rechtfertigen, dass die sensorisch-motorischen Zonen (abzüglich der in Furchen gelegenen bez. dem Schädeldach nicht unmittelbar benachbarten Theile) und die Scheitelbeine an Flächenausdehnung annähernd übereinstimmen. Nur wird man keineswegs annehmen dürfen, dass die Grenzlinien beider sich decken — vielmehr scheinen die Parietalknochen (beim Menschen[1]) über die sensorisch-motorischen Zonen etwas nach vorn verschoben zu sein (vielleicht deshalb, weil die Stirnlappen noch wachsen, nachdem die sensorisch-motorischen Zonen bereits ihre definitive Grösse erlangt haben?).

Was die Functionen der Parietalzone im Speciellen anlangt, so lehren die klinischen Erfahrungen, dass durch Erkrankungen derselben einestheils die Sinnesempfindungen beeinträchtigt werden; dass dabei auch

---

keinerlei motorische oder sensorische Störungen ergebenden) Zonen einer-, der Zone deren Verletzung regelmässig solche Störungen im Gefolge hat, andererseits, — läuft in Folge des Zusammentreffens „zufälliger" (?) Umstände die hintere Grenze der latenten Zone des Schläfenlappens in der That in der Richtung der Sutura squamosa. Ein vollgültiger Beweis für das gesetzmässige Zusammenfallen der mittleren äusseren Grenze der motorisch-sensorischen Zone mit dieser Naht liegt darin selbstverständlich noch nicht, um so weniger, als die von Exner zusammengestellten Fälle von Rinden-Läsionen nur für die linke Grosshirnhemisphäre das fragliche Verhalten ergeben, während die rechte Hemisphäre andere Verhältnisse zeigt.

[1] Das umgekehrte Verhältniss findet beim Hund statt, wo der Ursprungsbezirk der Pyramidenbahnen noch in individuell wechselnder Ausdehnung unter das Stirnbein zu liegen kommt.

Erinnerungsbilder (Vorstellungen) völlig ausfallen, bedarf noch des exacten Nachweises. Bei den Ausfallserscheinungen in Folge von Läsionen speciell der in den Centralwindungen bez. im Lobulus paracentralis gelegenen „motorischen“ Bezirke handelt es sich um Zustände motorischer Schwäche, während auch hier der exacte Nachweis, dass „Bewegungsvorstellungen“ ausfallen, noch aussteht. Die Lähmungen tragen dabei vielfach den Charakter von „Monoplegien“, d. h. beschränken sich auf einzelne Muskeln und Muskelgruppen — woraus zu schliessen ist, dass die directen motorischen Leitungsbahnen insbesondere der Auslösung von (durch Vorstellungen regulirten?) Einzelbewegungen, nicht von complicirten motorischen Leistungen, wie Erhaltung des Gleichgewichts, Locomotion u. s. w. dienen. Es vermittelt in Summa die Parietalzone den (relativ) unmittelbaren Verkehr der Seele mit der Aussenwelt (auch die „psychischen“ Reflexe?).

Die Parietalzone lässt sich hypothetisch noch in zwei Unterabtheilungen zerlegen: in eine obere (mediale) der Mantelkante benachbarte, oberhalb der Fossa Sylvii gelegene und in eine untere (laterale) nach hinten unten von letzterer zu suchende. In der ersteren folgen (zum Theil in einander übergreifend und sich deckend) von vorn nach hinten aufeinander die Ursprünge der motorischen Bahnen, die Endstätten der sensiblen Hautnerven und der Sehnerven. Erwägt man, dass allem Anschein nach an die centralen Ursprünge der directen motorischen Bahnen die centralen Innervationsgefühle geknüpft sind, dass ferner die zwischen der motorischen und optischen Zone gelegenen Rindenbezirke Empfindungen vermitteln, welche für die Beurtheilung der Lage und Haltung der Extremitäten von Bedeutung sind,[1] so ergiebt sich hieraus, dass die Parietalzone in ihren der Mantelkante (grossen Längsspalte) anliegenden Abschnitten, in fast unmittelbarem Nebeneinander Endstationen aller derjenigen Nervenleitungen enthält, welche die räumlichen Anschauungen vermitteln. Es ist demnach wohl nicht ungerechtfertigt, wenn wir jenen Abschnitten u. A. die Bedeutung eines „Organs“ der Raumanschauung vindiciren. — Die seitlichen (unteren) Abschnitte[2] der Parietalzone würden hingegen, sofern sie in der That die Endausbreitungen des Acusticus bergen, von hervorragender Bedeutung sein für die Anschauung der zeitlichen Folge äusserer Vorgänge.

---

[1] Nothnagel, Topische Diagnostik der Gehirnkrankheiten S. 465 ff. kommt zu dem Ergebniss, dass Läsionen der Scheitellappen excl. Centralwind. relativ häufig (regelmässig?) Störungen der Lagevorstellungen für die Extremitäten im Gefolge haben.

[2] Dieselben sind auf dem Plan nicht angedeutet, da letzterer einem Sagittalschnitt entspricht, welcher die Aussenfläche der Grosshirnlappen nicht trifft.

Von der Parietalzone unterscheiden sich die Frontal- und Temporo-Occipitalzone functionell (nach klinischen Erfahrungen) insofern, als Erkrankungen weder sensorische Anästhesien noch eigentliche Lähmungen von Muskeln mit Regelmässigkeit zur Folge haben („latente Zonen“ Exner's).

2) Die Frontalzone (vordere „latente“ Z.) lässt in der That auch anatomisch irgendwie directe Beziehungen zu den motorischen[1] Nerven nicht erkennen. Von sensorischen Bahnen münden nur Theile des Olfactorius(?) in sie ein (vergl. u.). Im Uebrigen communicirt die Frontalzone mit den mehr gegen das Rückenmark zu gelegenen Abschnitten ausschliesslich durch Fasern zum Thalamus und zur Brücke — Bahnen, welche beide centrifugal zu leiten scheinen, da sie beide absteigend degeneriren. (Bezüglich der Sehhügelbahnen habe ich dies bisher nur in wenigen Fällen constatirt, indess in allen, wo ich darauf hin untersuchte.) Charakteristisch ist indess für die Frontalzone in anatomischer Beziehung nur die ausgiebige Verbindung mit dem Pons Varoli und den Kleinhirn-Hemisphären, mit deren Massenentwickelung jene in der Thierreihe gleichen Schritt hält. Dass die Frontalzone nach hinten in der Nähe der Kranz-Naht endet, wurde bereits angegeben; diese Naht ist beim Menschen etwas vor dem hinteren Rand der Frontalzone zu suchen.

3) Die Temporo-Occipitalzone (hintere „latente“ Z.) lässt bezüglich ihrer Verbindungen mit anderen Theilen der Centralorgane dieselben Eigenthümlichkeiten erkennen, wie die Frontalzone, indem sie sich mit diesen durch Fasern einestheils zur Brücke, anderntheils zum Sehhügel verknüpft, von peripheren Nerven aber nur mit dem Olfactorius nachweislich direct zusammenhängt. Die Frage nach der hinteren Grenze der Temporo-Occipitalzone ist bereits oben erledigt worden, soweit es sich um die Aussenfläche des Gehirns handelt. Er wurde als denkbar hingestellt, dass sie hier etwa der Sutura squamosa entspricht. — An der unteren Fläche des Schläfenhinterhauptslappens dürfte die Grenze beträchtlich weiter nach hinten zu suchen sein, so dass die Möglichkeit gegeben ist, dass auch unter dem Hinterhauptsbein gelegene Rindenbezirke den unter den Schläfenschuppen gelegenen Rindenabschnitten im Allgemeinen functionell gleichwerthig sind. (Dieser erst näher zu begründenden Hypothese entspricht die Darstellung auf dem Plan.)

Was die muthmasslichen Functionen der Frontal- und Temporo-

---

[1] Es ist auf Grund der aus den secundären Degenerationen sich ergebenden Aufschlüsse mit aller Entschiedenheit als irrthümlich zu bezeichnen, wenn Aeby auf seinem Schema des Faserverlaufes im Gehirn etc. die Pyramidenbahnen auch in die Spitze des Stirnlappens sich verzweigen lässt.

[2] Demgemäss muss die Wölbung des dem Kleinhirn zugeordneten Hinterhauptsschuppen-Theiles entsprechend jener des Stirnbeins variiren.

Occipitalzone anlangt, so kann es keinem Zweifel unterliegen, dass beide zu geistigen Vorgängen insbesondere „höheren“ in naher Beziehung stehen. In dieser Hinsicht erscheint von vornherein beachtenswerth, dass die Grenzgebiete[1] der Parietalzone, sowohl gegen die Frontal- als die Temporo-Occipitalzone offenbar von hoher Bedeutung sind für die Sprache und zwar, wie kaum mehr zu bezweifeln, in specifisch verschiedener Weise, insofern als die motorische Aphasie, die Unfähigkeit „acustische Wortbilder“ durch entsprechende Lautbewegungen auszudrücken, ganz besonders häufig eintritt bei Läsionen des Grenzgebietes[1] von Frontal- und Parietalzone, die sensorische Aphasie, die Unfähigkeit mit den gehörten Worten die gewohnten Vorstellungen zu verbinden (Worttaubheit) besonders häufig bei Läsionen des Grenzgebietes von Parietal- und Temporo-Occipitalzone. Hiermit wird es von vornherein wahrscheinlich, dass vordere und hintere „latente“ Zone wenigstens zum Theil functionell verschieden sind. Indess liegt ein näheres Eingehen auf diesen Punkt ausserhalb des Rahmens dieser Schrift.

Anhang. Den räumlichen Sinnen gegenüber nimmt der Olfactorius anatomisch insofern eine Sonderstellung ein, als er ausser mit der mittleren (sensorisch-motorischen) Rindenzone sich auch direct mit den zwei übrigen („rein geistigen“?) verknüpft. Ich muss es dahingestellt sein lassen, ob die intensive Gefühlsbetonung der von diesem Sinn vermittelten Empfindungen, durch welche er sich von den räumlichen Sinnen unterscheidet, hierin wenigstens zum Theil ihre Erklärung findet (s. u.). Jenes exceptionelle Verhalten liesse sich vielleicht auch so deuten, dass die Rindenbezirke, in welche die Fasern des Tractus olfactorius einmünden, functionell von den übrigen Theilen der Frontal- und Temporo-Occipitallappen zu sondern sind. Auch die vergleichende Anatomie weist auf eine Sonderstellung hin, weshalb man

---

[1] Die vorliegenden klinischen Beobachtungen (mit Sectionsbefund) reichen vorläufig noch nicht hin, um die für die Sprache besonders wichtigen Hirnbezirke mit aller Genauigkeit anzugeben. Jedenfalls nehmen die für den Gebrauch und das Verständniss symbolischer Ausdrücke bedeutungsvollsten Rindenabschnitte weder die centralen Theile der Parietalzone, noch die der Spitze des Stirn- bez. Schläfenlappens anliegenden Gebiete der Frontal- bez. Temporo-Occipitalzone ein. Jene liegen zweifellos in der Nähe der Grenzen der letzteren gegen die erstere. Es ist indess zweifelhaft, ob sie nur der Parietalzone angehören (wofür (?) die Erfahrungen bezüglich der motorischen Aphasie sprechen) oder gänzlich ausserhalb derselben liegen (worauf Erfahrungen bez. der sensorischen Aphasie hindeuten) oder sich immer auf je zwei Zonen vertheilen. Würde ersteres der Fall sein, so würde man der sensorisch-motorischen Zone auch nahe Beziehungen zu den Erinnerungsbildern (Einzelvorstellungen) zuzuschreiben haben, was meines Erachtens vorläufig zwar nicht erwiesen ist (vgl. o. S. 36), indess keinesfalls direct in Abrede gestellt werden soll.

die betreffenden Windungen bereits früher als „fünften“ Hirnlappen unterschieden bez. zusammengefasst hat. (Vergl. Schwalbe, Nervenlehre, S. 567.)

Die sensorisch-motorische Zone eilt bezüglich des Eintritts in den functionsfähigen und demgemäss auch in den thätigen Zustand allen übrigen Grosshirnrinden-Bezirken voraus. In ersterer beginnt, wie wir kaum zweifeln können, das Seelenleben. Schon die relativ bedeutenden zeitlichen Differenzen der Markausbildung, welche die Scheitellappen gegenüber den anderen zeigen und welche bis zu mehr als $^1/_2$ Jahr betragen, weisen darauf hin. Wahrscheinlich sind es die Bahnen der Haut- (und Muskel-?) Sensibilität, welche sich zuerst bis zur Grosshirnrinde mit Mark umhüllen.

Ich habe diejenigen Abschnitte der sensorisch-motorischen Zone, in welchen die Pyramidenbahnen entspringen, die Haubenstrahlung endet, früher auch als „Spinalzone“ der Grosshirnlappen bezeichnet, da sie bezüglich ihres Entwickelungsganges mehr mit dem Rückenmark übereinstimmen und mit demselben in besonders directem Zusammenhang stehen. Sie bilden den eigentlichen Kern der Grosshirnlappen, dem sich nach vorn die Ursprünge von Leitungen zu den motorischen Hirnnerven, nach hinten zu den Sinnesorganen des Kopfes und weiter nach vorn und hinten (rein?) geistig functionirende Zonen anlegen. — Der relative Antheil der Parietalzone am Gesammthirn ist beim Menschen wohl am geringsten und wächst in der Thierreihe nach abwärts. Der Antheil der Frontal- und Temporo-Occipitalzone ist hingegen auch für jede allein beim Menschen weitaus am grössten.

Die Stellung der Insel[1] zu den drei grossen Zonen des ringförmigen Lappens ist erst noch klarzulegen. Sie vereinigt (ebenso wie das Claustrum und der Gyrus fornicatus) wenigstens äusserlich alle drei Zonen besonders aber die Frontal- und Temporo-Occipitalzone. — Ein Zusammenhang aller Zonen wird wohl auch durch die „Associationssysteme“ der Grosshirnlappen hergestellt, bezüglich deren festzustellen sein wird, ob sie in ihrer Anordnung Beziehungen zu jener Dreitheilung erkennen lassen (was nach den vorliegenden Erfahrungen wohl möglich ist). — Inwiefern auch die Kleinhirnrinde eine Verbindung der drei Hauptzonen, besonders aber der vorderen und hinteren vermitteln könnte, wird in der Folge erwogen werden.

---

[1] Der grosse Keilbeinflügel schiebt sich beim Foetus in ähnlicher Weise zwischen Stirn-, Scheitelbein und Schläfenschuppe ein, wie die Insel zwischen die drei grossen Zonen des ringförmigen Lappens.

II. Grosshirnganglien.

Das Schema lässt die fundamental verschiedene Stellung erkennen, welche im Hirnmechanismus der Thalamus opticus gegenüber dem Corpus striatum einnimmt. Die von letzterem ausgehenden Faserzüge verknüpfen es besonders mit dem Grosshirnschenkel; das Schwergewicht der Thalamus-Verbindungen liegt in den Fasern zur Grosshirnrinde. Während beim Streifenhügel der Nachweis ausgiebiger Verbindungen mit der letzteren auf Schwierigkeiten stösst, ist dies beim Thalamus bezüglich der Bahnen zum Grosshirnschenkel der Fall. — Hiermit stimmt die Thatsache überein, dass bei angeborenen Defecten der Grosshirn-Lappen die Sehhügel hochgradig atrophiren und die Streifenhügel intakt bleiben, während umgekehrt bei angeborener Verkümmerung des Kleinhirns (s. u. S. 41) die Streifenhügel atrophisch — die Sehhügel intakt gefunden werden.

Streifenhügel.

Derselbe stellt allem Anschein nach (worauf Wernicke besonders aufmerksam gemacht) einen der Grosshirnrinde analogen Centralapparat dar. Die eine seiner Componenten, der Linsenkern, nimmt aus der Grosshirnschenkelhaube Faserzüge auf, welche wenigstens zum Theil centripetal leiten dürften. Denn die Linsenkernschlinge steht durch Schleifenschicht und Bindearme (?) in Verbindung mit den Hintersträngen des Rückenmarkes. Unentschieden muss ich es lassen,[1] ob insbesondere Fasern der Goll'schen Stränge, welche zum guten Theil aus den unteren Extremitäten hervorgehen, oder der Burdach'schen Keilstränge, welche insbesondere auch zu den oberen Extremitäten in Beziehung stehen, oder endlich Fasern aus anderen Körpertheilen in den Linsenkern gelangen. Ob die aus der Schleifenschicht bez. aus dem rothen Kern (Bindearmen) hervorgehenden Fasern den Linsenkern noch mit anderen sensorischen Nerven verbinden, lässt sich gleichfalls nicht entscheiden. Dass in der Schleifenschicht auch centrifugale Bahnen enthalten sind, wird durch die Thatsache, dass dieselbe wenigstens theilweise absteigend degenerirt, zwar nahegelegt aber nicht bewiesen.

Bezüglich der Leitungsrichtung in den immerhin hypothetischen Bahnen zwischen Linsenkern und Sehhügel ist etwas Sicheres nicht anzugeben; dieselben entsprechen dem Anschein nach Stabkranzfasern des Thalamus.

---

[1] Die hier aufgeworfenen Fragen werden sich beantworten lassen, falls es gelingt, die Beziehungen der grossen Oliven und Nuclei dentati zu den Hintersträngen näher festzustellen.

Der Nucleus caudatus entsendet umfängliche Faserzüge in den Grosshirnschenkelfuss. Dieselben durchsetzen auf dem Weg dahin theilweise den Linsenkern, in welchem sich ihnen Fasern ähnlicher (peripherer) Verlaufsweise aus dem Putamen anschliessen. Diese die Streifenhügel-Brückenbahn bildenden Züge leiten wohl sämmtlich (?) centrifugal. Es ist wahrscheinlich, dass Streifenhügel — B. und Linsenkernschlinge irgendwie verknüpft sind. Da die Entwickelungsgeschichte (Markscheidenbildung) jeden directen Uebergang der letzteren in den Schwanzkern ausschliesst (die Faserzüge desselben werden erst Monate lang nach der Linsenkernschlinge markhaltig), so kann der Zusammenhang nur vermittelt werden durch Zwischenstücke. Hier sind zwei Möglichkeiten gegeben, indem einestheils Putamen und Schwanzkern durch breite Brücken grauer Substanz zusammenhängen, also ein zusammenhängendes Ganze darstellen und anderntheils aus dem Schwanzkern Nervenfasernzüge einstrahlen in sämmtliche drei Glieder des Linsenkerns, welch' letztere ihrerseits sämmtlich wieder mit der Linsenkernschlinge zusammenhängen (11). Während so der Streifenhügel in seinen Verbindungen mit Grosshirnschenkel (Fuss und Haube) und Sehhügel: der Grosshirnrinde analoge Verknüpfungen aufweist, fehlt ihm, wie es scheint (nach den Ergebnissen der Entwickelungsgeschichte) vollständig ein den Pyramidenbahnen entsprechendes, ohne Unterbrechung mit motorischen Nervenkernen verbundenes System. Denn die Fasern des Streifenhügels zum Grosshirnschenkelfuss setzen sich, wie die Entwickelung der Markscheiden lehrt, bestimmt nicht in die Pyramidenbahnen fort; und die Angabe Türck's, dass Linsenkernzerstörung absteigende Degeneration der Pyramiden-Vorderstrangbahnen zur Folge habe, ist durch die neueren Untersuchungen nicht bestätigt worden. — Dem über die peripheren Enden der Streifenhügel-Brückenbahn S. 19. Bemerkten füge ich noch Folgendes bei:

Ich finde in dem Fall von angebornem Kleinhirnmangel beide Streifenhügel, besonders die Linsenkerne etwa um $^1/_3$ verkleinert, dabei aber von normaler Structur, sodass es sich nur um eine secundäre Atrophie handeln kann. Dieselbe könnte vermittelt werden durch den vollständigen Mangel der Bindearme. Da indess offenbar auch die aus dem Streifenhügel in den Grosshirnschenkelfuss eintretenden Faserzüge einen abnorm kleinen Querschnitt zeigen, so könnte die Atrophie insbesondere des Schwanzkerns auch hiermit zusammenhängen.[1] Es spricht auf jeden Fall die Coincidenz

[1] Der Zusammenhang könnte sich indess noch complicirter darstellen, insofern die Möglichkeit vorliegt, dass die Atrophie der Streifenhügel-Brückenbahnen aufzufassen ist als Folgezustand der Atrophie der Streifenhügel, letztere aber auf der Verkümmerung der Bindearme des Kleinhirns beruht. — Ich hebe noch hervor, dass Atrophie des Streifenhügels im Zusammenhang mit Verkümmerung des Kleinhirns bereits früher von Lallement beschrieben worden ist — so dass also ein gesetzmässiges Verhalten

von Atrophie beider Streifenhügel mit Kleinhirnmangel für nahe functionelle Beziehungen beider Gebilde.

Dass der Streifenhügel (besonders durch den Linsenkern) auch mit der Grosshirnrinde Verbindungen aufzuweisen hat, ist nicht mit Sicherheit völlig in Abrede zu stellen. Zweifellos dringen vereinzelte Faserzüge aus dem Grosshirnmark in den Linsenkern ein; es ist indess fraglich, ob sie sich mit dessen grauer Substanz wirklich verbinden. Sie sind deshalb auf dem Plan ebenso wie die „Associationssysteme" der Grosshirnrinde nicht dargestellt.

Thalamus opticus und Nucleus pontis Varoli.

Beide lassen in ihrem anatomischen Verhalten weit mehr Analogien erkennen, als Seh- und Streifenhügel unter einander, weshalb sie hier zusammen betrachtet werden. Die Bedeutung beider ist räthselhaft. Dass sie nahe Beziehungen zu den geistigen Functionen haben, ist wahrscheinlich, da sich die Sehhügel mit allen Rindenbezirken ohne Ausnahme, die Brückenkerne mit solchen von hoher psychischer Dignität verbinden. Man könnte daran denken, dass das Brücken- und Thalamus-System antagonistisch wirkenden Apparaten angehören (hemmend — auslösend?) u. d. m. Dass die Sehhügel in indirecter Weise Sinnesorgane und Muskeln mit der Grosshirnrinde verknüpfen, also in motorische und sensorische Leitungen eingeschaltet sind, welche Parallelsysteme zu directen Bahnen darstellen, ist nicht völlig von der Hand zu weisen. Dasselbe gilt theilweise auch von den Brückenkernen.

III. Kleinhirn.

Das Kleinhirn bildet den Sammelpunkt von Faserzügen, welche zu allen grauen Massen der Centralorgane mehr oder weniger nahe Beziehungen aufweisen. Dies erscheint um so beachtenswerther, als die Kleinhirnrinde die einzige graue Masse ist, deren bilaterale Hälften in breiter ununterbrochener Verbindung stehen. Es stellt die Kleinhirnrinde eine dem Balken nicht viel an Querschnitt nachgebende graue Commissur der Seitenhälften[1] des Centralorganes dar; zudem sind die einzelnen Rinden-

vorliegen dürfte. In L.'s Fall handelte es sich um Atrophie der linken Kleinhirnhälfte und des rechten Streifenhügels. Zwischen diesen Gebilden findet also ein gekreuzter Zusammenhang statt. — In dem von mir beobachteten Fall von totalem Kleinhirn-Defect fehlten auch die Gyri breves der Insel, sowie überhaupt selbständige Inselwindungen — was offenbar als Folgezustand der Atrophie der Streifenhügel, insbesondere der Linsenkerne aufzufassen ist.

[1] Ist deshalb normale geistige Leistungsfähigkeit mit völligem Balkenmangel vereinbar?

abschnitte noch durch ungemein zahlreiche Associations- und Commissurenfasern verknüpft, so dass dieser Apparat ganz besonders geeignet erscheint, Einheit in die Thätigkeit der centralen Mechanismen zu bringen.

In der Kleinhirnrinde sind bezüglich der Verknüpfungen zu unterscheiden die Seitentheile und das Mittelstück. Letzteres, welches sich vielleicht nicht genau mit dem Wurm deckt, vermittelt hauptsächlich den Zusammenhang mit Rückenmark und Oblongata. In die Seitentheile gehen besonders ein Fasern, welche zu der Rinde einestheils der Frontal-, anderntheils der Temporo-Occipitalzone des Grosshirns in Beziehung stehen. Es macht geradezu den Eindruck, als ob die Kleinhirnrinde als Schliessungsbogen in eine von den Stirnlappen zu den Schläfenhinterhauptslappen sich erstreckende Leitungskette eingeschaltet sei (zumal erstere sicher absteigend, letztere vielleicht aufsteigend degeneriren) und sämmtliche vier „latente" (rein psychisch thätige?) Zonen der Grosshirnhemisphären unter einander in Verbindung setze. (Ist hierauf die Thatsache zurückzuführen, dass bei angeborener Atrophie des Kleinhirns wie es scheint regelmässig geistige Schwächezustände (bis zum völligen Blödsinn) gefunden werden — wofür bislang jede nähere Deutung noch aussteht?) — Wie die Rinde beider Grosshirnhemisphären scheinen auch die Streifenhügel, welchen sonst jede Commissur fehlt, durch das Kleinhirn in Verbindung gesetzt zu werden.

Die Nuclei dentati verknüpfen Fasern, die aus der Kleinhirnrinde (Wurm und Hemisphären?) hervorgehen, und solche, welche der Strickkörper zuführt (und sensible Nerven der Brücke?), mit der sensorisch-motorischen Grosshirnrindenzone einer-, dem Streifenhügel andererseits, wahrscheinlich auch mit dem Sehhügel. Die Symptome bei Zerstörung der muthmaasslichen corticalen Endstätten der Bindearme sprechen neben manchem Anderen dafür, dass letztere Erregungen leiten, welche für die Beurtheilung der Lage des Körpers (untere[1] Extremitäten und Stamm?) im Raume von Bedeutung sind. — Dem Kleinhirn Erregungen zuzuführen, welche orientiren über die Haltung des Rumpfes, erscheinen besonders geeignet die directen Kleinhirnseitenstrangbahnen, welche nur im Bezirk des oberen Lumbal- und des Dorsalmarkes Fasern aus den hinteren Wurzeln[2] aufnehmen (s. o.). — Die Einwirkung des Kleinhirns auf motorische Nerven (ohne Vermittelung der Grosshirnganglien etc.) würde nur ermöglicht werden können auf dem

---

[1] Die Leitung von Erregungen, welche Vorstellungen von der Lagerung und Haltung der oberen Extremitäten vermitteln, findet wahrscheinlich durch ein anderes System (Schleifenschicht?) statt.

[2] Es dringen auch aus den Vorderhörnern Fasern in die Clarke'schen Säulen ein (vergl. Die Leitungsbahnen etc. Taf. XVIII. Fig. 1); dies mahnt zur Vorsicht bezüglich der Annahme ausschliesslich centripetal leitender Fasern innerhalb der directen Kleinhirn-Seitenstrangbahnen.

Wege des in die Formatio reticularis übergehenden Theils der Strickkörper; von hier aus sind durch die Seitenstrangreste zahlreiche Verbindungen mit vorderen Wurzeln gegeben — wie denn überhaupt die Ganglienzellengruppen der Formatio reticularis Knotenpunkte zu sein scheinen, nach welchen von den verschiedensten cerebralen grauen Massen (Vierhügel, Sehhügel?) her Fasern convergiren, die schliesslich nach unten sammt und sonders in einem, in den Seitenstrangresten gelegenen Leitungssystem ihre Fortsetzung finden, welches in Verbindung tritt mit den Ganglienzellengruppen der Vorderhörner (Tractus intermedio-laterales, grosse multipolare Zellen etc.). Doch ist gerade bezüglich der Zuertheilung bestimmter Funktionen an die Bahnen zwischen Kleinhirn und Oblongata noch Zurückhaltung geboten, da vorläufig die anatomischen Verhältnisse selbst noch zu unklar liegen.

Kolibri 360 GmbH
Ferdinand-Jühlke-Straße 7
99095 Erfurt, Deutschland
produktsicherheit@kolibri360.de